五十肩
功能障碍评估与运动疗法

缓解疼痛、改善挛缩、提升关节功能

[日]赤羽根良和　编著　　陈硕　译

人民邮电出版社

北京

图书在版编目（CIP）数据

五十肩功能障碍评估与运动疗法：缓解疼痛、改善挛缩、提升关节功能 /（日）赤羽根良和编著；陈硕译. --北京：人民邮电出版社，2025. -- ISBN 978-7-115-66161-6

Ⅰ. R684.305

中国国家版本馆 CIP 数据核字第 2025F7E648 号

版 权 声 明

免 责 声 明

内 容 提 要

本书对五十肩的评估和运动疗法进行了深入、细致的讲解，包括肩关节的基础知识，影响五十肩的肌肉功能及其评估方法，五十肩的形成原因，五十肩疼痛期、挛缩期和缓解期的不同特点及缓解疼痛和改善挛缩的针对性运动方案等。本书采用图片结合文字的方式，分步骤图解，直观展示锻炼动作。本书可以帮助物理治疗师系统了解五十肩的相关知识，进而指导五十肩患者进行康复锻炼，对五十肩患者也有指导和参考作用。本书适合物理治疗师参考使用，也适合普通读者了解相关知识。

◆ 编　著　[日] 赤羽根良和
　　译　　　　陈　硕
　　责任编辑　刘日红
　　责任印制　彭志环
◆ 人民邮电出版社出版发行　　北京市丰台区成寿寺路 11 号
　　邮编　100164　电子邮件　315@ptpress.com.cn
　　网址　https://www.ptpress.com.cn
　　北京九天鸿程印刷有限责任公司印刷
◆ 开本：787×1092　1/16
　　印张：11　　　　　　　　　　　　　2025 年 10 月第 1 版
　　字数：208 千字　　　　　　　　　2025 年 10 月北京第 1 次印刷
　　　　　著作权合同登记号　图字：01-2024-2028 号

定价：128.00 元
读者服务热线：(010)81055296　印装质量热线：(010)81055316
反盗版热线：(010)81055315

推荐语

我们很高兴能出版赤羽根良和医生撰写的这本书。

五十肩在中老年人中极为常见，是继腰椎退行性疾病、膝关节骨性关节炎等之后，中老年人特有的一种疾病。五十肩是每个医疗机构都会遇到的疾病，康复治疗对五十肩的效果很好。

然而，日本目前的情况是，物理治疗师尤其是职业治疗师在培训学校学习的是肩关节功能解剖学，很少学习肩关节评估和治疗技术，在临床实践中也很少被分配病例。因此，很多年轻的物理治疗师在处理肩关节疾病时，遇到未曾学习过的疾病，往往会陷入"不知所措"和"很难"的境地。

肩关节是一个软组织成分比例较高的关节。因此，肩关节疾病的症状往往是由功能异常以及结构异常引起的，这使得肩关节疾病非常适合用运动疗法来治疗，而且运动疗法的效果也很好。

因此，我们认为有必要为年轻的治疗师编写一本书，介绍如何评估肩关节疾病中最常见的五十肩的功能障碍，以及如何针对这些障碍进行治疗的理论和实际操作方法。在这样的背景下，我们向赤羽根良和医生提出了一个问题："您能否写一本关于五十肩治疗的书，让年轻的治疗师读了这本书就能取得成效？"我们得到了"当然可以，交给我吧"的回答，这也促成了这本书的出版。

尽管我最初认为这是一项艰巨的任务，但当我真正读完书稿后，我立刻就放心了。我深信我们能够制作出一本"真正贴近临床实践""即使是年轻的治疗师也能在阅读后有所收获"的书。如果这本传达了赤羽根良和这样一位真正的临床医生的知识和技能的书被许多医务人员阅读，并能帮助许多患者，我会感到非常高兴。我坚信这一定会实现。

（日本）运动与医学出版社董事长
运动协调实验室主任
园部俊晴

目录

序章

序 章

感谢你选购本书。首先我想问你，对于接诊肩关节周围炎（简称肩周炎）患者，你有什么困难吗？让我们从大家最关注的部分开始叙述。

在完整阅读本书并反复进行临床实践后，你对绝大多数五十肩患者的治疗都有可能取得成效。

我之所以能这样说，是因为我学会了"根据功能解剖学有逻辑地解释"自己在肩部疾病的物理治疗中遇到的问题的答案。

学校从来不教这种"解释"。许多年轻的治疗师对教育和临床实践之间的差异感到困惑，他们参加研讨会，就像在寻找一只青鸟一样寻找神奇的治疗方法。然而，仅仅这样做是不会产生效果的。事实上，在书店和网络上关于五十肩的书籍中，不乏"这个运动可以治好肩周炎""喝了这个保健品可以治好肩周炎"等内容。你可能也在你的患者身上试过许多次了。

这些疗法在与病情相匹配时确实有效，但在与病情不匹配时，疗效也可能因人而异。换句话说，大多数疾病都是不同病症的混合体，有着不同的发病机制，这就意味着疾病是因人而异的。换句话说，没有一种治疗方法可以适用于某一病情的所有阶段和所有病情，因为只有明确每个人的疾病发展机制，并根据病情选择治疗方法，才能产生治疗效果。

举个例子，假设你面前有一个人正在遭受"所谓的五十肩"疼痛的折磨。这个人对自己的肩关节疼痛做了很多研究，掌握了很多知识，这些知识可能是正确的，也可能是不正确的。你能否为他制定适合他的物理治疗策略，提供详尽的解释并开展物理治疗？

具体来说……

"你能决定患者是否应该休息并对此做出解释吗？"

"你能否决定是否应该开始积极的运动治疗，并对此做出解释？"

"你能确定疼痛来自哪个部位，并对其进行描述和应对吗？你能根据疾病的不同阶段提供锻炼指导吗？"

"你能根据病理情况制定物理治疗策略吗？"

"你能针对姿势提供建议吗？"

"你能向患者解释治疗过程吗？"

本书"以功能解剖学为基础"，以合乎逻辑的方式描述了五十肩的相关知识和治疗方法，希望读者可以成为一名能够给出这些解释的专业治疗师。重要的事情我要再说一遍：如果完整地阅读本书，并反复进行临床实践，就能在治疗绝大多数五十肩患者的过程中取得成效。

众所周知，骨科医生通过评估影像学检查（X线片、超声波成像和磁共振成像）结果以直观地了解分期、病理情况和体格检查（缩小分期和病理范围的测试，如活动范围、肌力检查和特殊测试）结果来确定疾病的分期和病理，然后选择最有效的治疗方法。

而"所谓的五十肩"的治疗方法包括药物治疗、物理治疗、运动治疗、针灸治疗等，如果医生选择了运动治疗，物理治疗师就要承担起治疗的责任。这个时候，大家可能已经体会到，如果物理治疗师不了解病理，不能提供准确的治疗建议和治疗策略，不仅难以取得治疗效果，也难以和患者建立信任关系。

我担任物理治疗师已有近20年的时间，在此期间，我遇到过很多肩周炎患者，并开展了物理治疗。

肩周炎一般被认为是"五十肩"。一般认为，肩周炎多发于四五十岁的人群，男女均可能患病。五十肩常表现为肩关节的疼痛和活动范围受限，这是因为患者肩关节周围的组织受到了不自知的机械应力（扭转力、剪切力和压缩力）的影响。还有一种说法是，五十肩会在六个月到两年内自愈。即使不治疗也能痊愈的观点似乎已被广泛接受。然而，痊愈期的长短在很大程度上取决于炎症程度和患者的自愈能力，因此不治疗会产生不利影响也是事实。

现在，我们把肩周炎描述为"所谓的五十肩"是有原因的。从医学角度来解释，很多人认为的五十肩可以说是一个属名，而不是一个特定疾病的名称。当然，肩周炎也不是一种表示特定病理的疾病，而可能是肩袖肌腱炎、肩峰下滑囊炎、肱二头肌长头肌腱炎等疾病的统称。

五十肩的定义是：以肩部疼痛在一定时间后痊愈为前提，经诊断为五十肩。换句话说，"大概是五十肩"的诊断前提是已经区分了五十肩和其他肩关节疾病（排除性诊断）。

五十肩的三个阶段分别是疼痛期、挛缩期和缓解期，经过这一过程，肩部可视为痊愈（见图0.1）。但这一过程因人而异，从几周到几个月不等。

根据我的临床经验，大多数五十肩患者都知道，当炎症引起的疼痛阶段过去，日常活动不再受阻时，五十肩就基本痊愈了。然而，即使疼痛期已过，有些患者仍会感到剧烈疼痛，关节活动范围也会受到限制。因此，在针对五十肩开展物理治疗时的两大要点是，要控制炎症引起的疼痛和改善给日常生活带来困扰的关节功能障碍。在功能解剖学的基础上，对这两个要点进行逻辑解释，从而在临床中开展合理的物理治疗。

五十肩是随着年龄的增长而形成的。组织发生退化和器质性病变，导致原有的功能和特性丧失。在肩关节方面，肌肉、肌腱和韧带失去弹性，肩峰下滑囊失去柔韧性，会导致肩袖功能减退，进而引起肩关节周围组织发炎，发展为功能受限。

知道这种炎症发生和未发生时的区别是什么吗？我认为，对于关节功能障碍的患者，如果其成功改变了环境和生活方式，后续就不会出现炎症，因为他们使用肩关节的方式不会给肩关节带来压力。

这也是五十肩物理治疗策略中的一个重要概念。换句话说，在恢复后的关节功能方面，我们不应该期望关节功能能够完全恢复到 20 岁的水平。

在制定物理治疗策略时，有必要牢记五十肩是在组织变性和器质性病

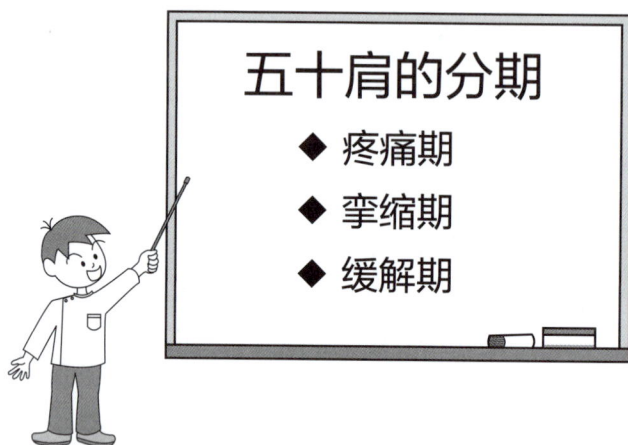

图 0.1 五十肩的分期

疼痛期是指肩关节周围组织出现炎症和疼痛的时期。

挛缩期是指炎症有所好转，但肩关节周围组织变得僵硬，活动范围受到限制的时期。

缓解期是指挛缩期症状逐渐减轻，活动范围增大的时期。

变的基础上发生的，物理治疗的目的并不是使组织恢复活力或恢复到原来的状态，还应注意肩关节在疾病各阶段的分期目标。例如，在疼痛期，应尽量避免使用肩关节，当务之急是治疗炎症。

目前，不仅是五十肩，其他各种疾病也没有明确的治愈标准，但很多人似乎认为疼痛消失了就是治愈了。既然没有明确的标准，不同的人自然会有不同的追求，但我认为首先要满足患者最初的需求。例如，"我想摆脱夜间痛""我想不疼地抬起手臂""我想自己穿内衣"等。

现在，从下一章开始，我将以功能解剖学为基础，用合乎逻辑的方式来解释五十肩，以满足五十肩患者的需求。希望本书能对你今后的五十肩物理治疗策略有所帮助。

佐藤骨科物理治疗师 赤羽根良和

第 1 章

肩关节的基础知识

第1章 肩关节的基础知识

　　肩关节的基础知识对根据功能解剖学治疗肩部疾病（不仅仅是五十肩）至关重要。虽然许多年轻的医疗从业者倾向于将重点放在治疗技术上，但笔者认为深入了解功能解剖学和准确的评估技术更为重要。这是因为基于功能解剖学的评估将自然而然地决定治疗方法，而对治疗部位的了解将使治疗技术日渐完善。基于以上所述，第1章介绍了治疗五十肩所必需的"肩关节的基础知识"。

1. 凹凸法则（以盂肱关节为例）

　　关节内的运动是凹凸法则决定的，在盂肱关节中，肱骨头是凸的，肩胛骨关节盂是凹的（见图1.1）。

　　在肩关节屈曲和外展时，根据凹凸法则，凸面相对于凹面向下滑动。换言之，肱骨头相对于肩胛骨关节盂向下滑动 *。而在肩关节伸展和内收时，肱骨头则相对于关节盂向上滑动。在评估和治疗过程中，牢记这种关节内运动非常重要。

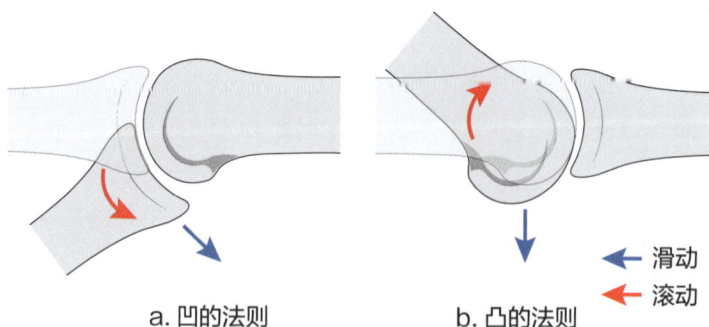

a. 凹的法则　　　　　　b. 凸的法则

← 滑动
← 滚动

图 1.1　关节的凹凸法则

a. 凹关节面移动时，滚动和滑动的方向是相同的。例如，肩关节向上移动肩胛骨时，肩胛骨的滚动和滑动方向相同。

b. 凸关节面移动时，滚动和滑动的方向相反。例如，肩关节外展移动肱骨时，肱骨的滚动和滑动方向相反。

———————

* 当肩关节上举时，肱骨头相对于关节盂有一个向下的滑动运动，但同时也有一个滚动运动。因此，严格来说是关节面的接触面略微向上移动。

在盂肱关节中，肱骨头的直径长于肩胛骨关节盂的直径，如图 1.2 所示，正因如此，盂肱关节成为一个不稳定的结构。因此，熟悉与关节稳定性相关的组织和骨骼结构，并在进行肩关节运动时考虑到关节运动的凹凸法则，就变得极为重要。

要知道，狭义的肩关节指的是盂肱关节，广义的肩关节则是包括躯干在内的多个关节的复合体。在这个复合体中，有两类关节：一类是"解剖关节"，如盂肱关节，关节有滑膜和关节盂包裹；另一类是"功能关节"，如肩胛胸廓关节，关节没有滑膜和关节盂包裹（见图 1.3）。

无论是解剖关节还是功能关节，所必需的功能都是"灵活性"和"稳定性"。"灵活性"是指关节的活动度，"稳定性"是指关节不偏离关节轴正常轨迹的能力。这两种功能主要都由软组织来提供。前述关于"灵活性"和"稳定性"的基础知识是准确评估、治疗五十肩的必要信息来源。

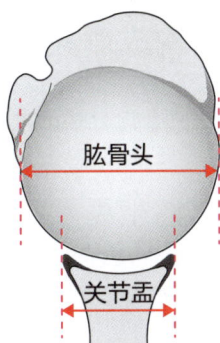

图 1.2　关节的基本结构（例：盂肱关节）

肱骨头的直径比肩胛骨关节盂的直径更长，形成不稳定的关节结构。

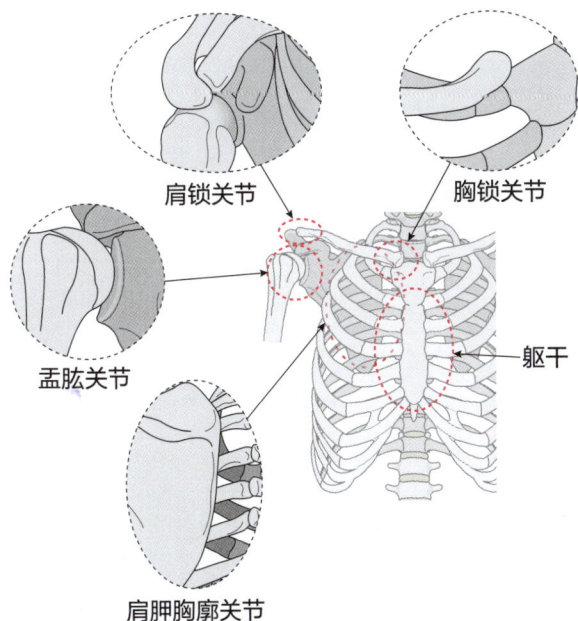

图 1.3　肩关节的分类

肩关节分为解剖关节和功能关节，前者有滑膜和关节囊包裹，后者没有滑膜和关节囊包裹。

2. 构成肩关节的组织体（肩关节复合体）

支撑肩关节的有肱骨、肩胛骨和锁骨，肩关节可分为解剖关节和功能关节，每个关节都要完成特定的运动。要使运动顺畅，肩关节必须具备两个条件：首先，由于关节的吸附作用（关节内的负压处于正常状态），因此存在关节轴（见图 1.4）；其次，关节轴随着关节运动而轻微变动（见图 1.5）。

首先要理解，肩关节必须同时具备这两个条件，才会形成灵活性和稳定性，并且关节内压力异常导致炎症或运动时关节轴变动，会阻碍这两个条件的满足，从而导致功能障碍和疼痛。因此，物理治疗师有责任制定物理治疗策略来满足这两个条件，本节将介绍这方面所需的解剖学知识。

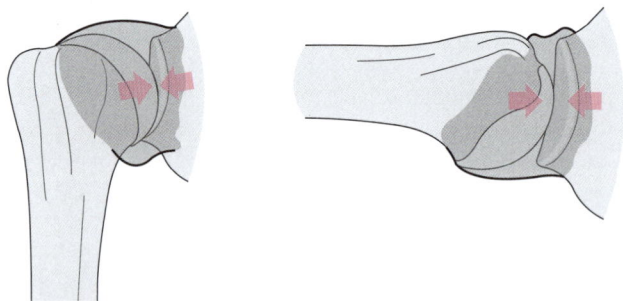

图 1.4 关节轴

正常的关节内负压会使关节表面相互吸附并形成关节轴。

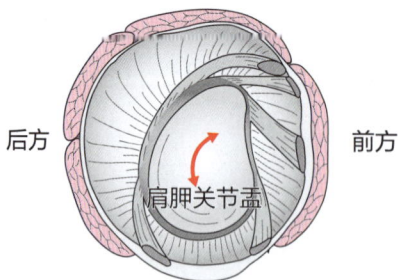

图 1.5 关节轴的轨迹

红色箭头所示为肩关节屈曲时关节轴的轨迹。需要注意的是，关节轴会随着关节运动而变动。

1) 肩关节的骨骼结构和软组织

　　肩关节的骨骼结构由作为支柱的肱骨、肩胛骨、锁骨和提供灵活性和稳定性的软组织组成。这里需要牢记的关键点是：软组织的弹性因肩关节位置的不同而有很大差异。因此，有必要掌握解剖学知识，并正确理解各组织的位置关系。此外，在临床实践中，在进行运动治疗时，直观地观察肩关节处于不同位置时各软组织的状态也非常重要。

（1）肱骨的特征

　　肱骨近端有一个半球形的肱骨头（见图 1.6）。紧靠肱骨头的是肱骨颈，关节囊附着在此处（见图 1.7）。

　　此外，肱骨稍远端紧靠肱骨头内侧的依次是小结节、结节间沟和大结节（见图 1.6）。位于肱骨颈处的关节囊，存在加厚的折叠状纤维，形成盂肱韧带（见图 1.8）。

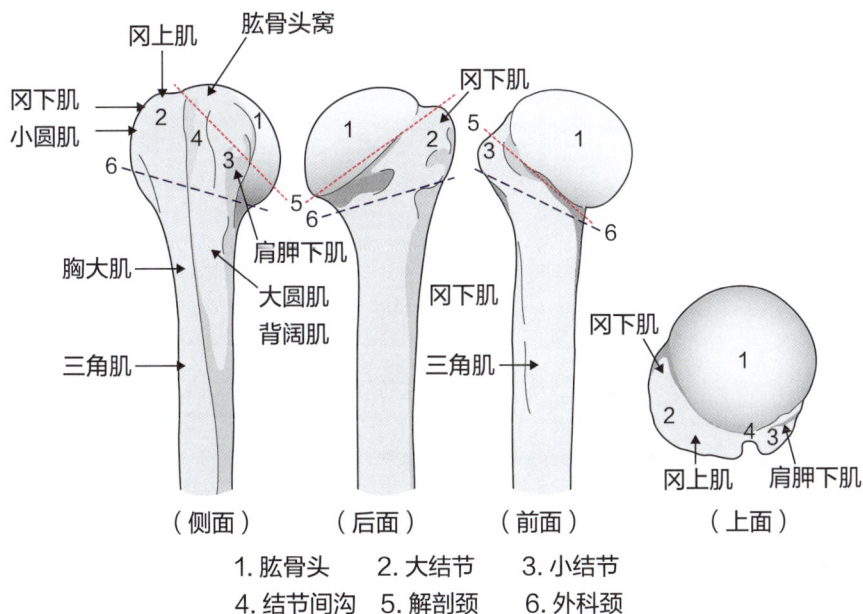

1. 肱骨头　　2. 大结节　　3. 小结节
4. 结节间沟　5. 解剖颈　　6. 外科颈

图 1.6　肱骨近端的特征
肱骨近端由肱骨头、解剖颈、结节间沟、外科颈、大结节和小结节组成，并附有许多肌肉。

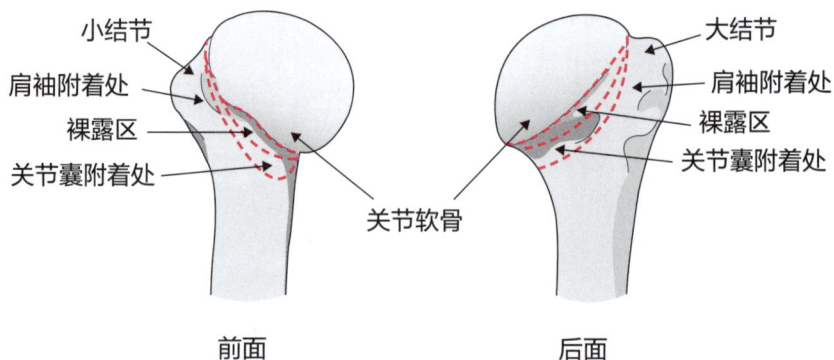

小结节
肩袖附着处
裸露区
关节囊附着处

大结节
肩袖附着处
裸露区
关节囊附着处

关节软骨

前面　　　　　　　　后面

图1.7　关节囊的附着部位
关节囊附着在大结节、小结节近端前方的解剖颈，以及裸露区的后方。

　　盂肱韧带包括附着在小结节上方的盂肱上韧带、附着在小结节内侧的盂肱中韧带、附着在解剖颈前下缘的盂肱前下韧带和附着在解剖颈后下缘的盂肱后下韧带（见图1.8）。盂肱韧带是盂状关节囊的增厚部分，根据肩关节的上举和旋转角度，紧张的部位不同。

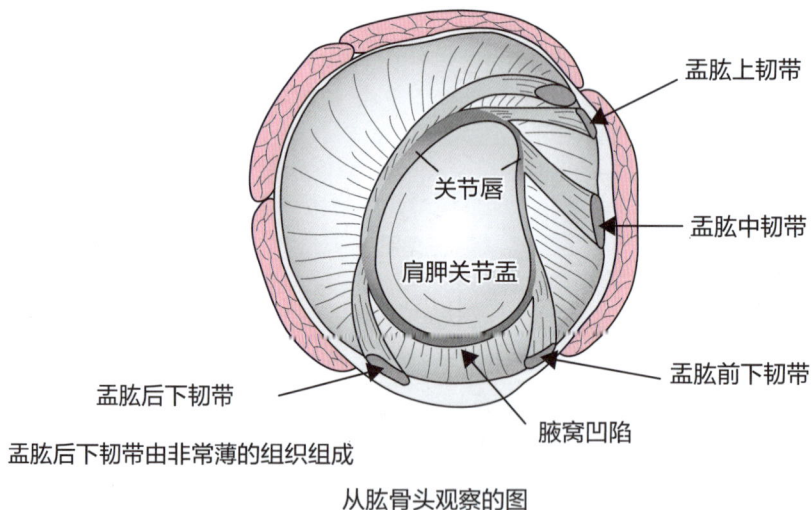

盂肱上韧带

关节唇

盂肱中韧带

肩胛关节盂

盂肱后下韧带

盂肱前下韧带

腋窝凹陷

盂肱后下韧带由非常薄的组织组成

从肱骨头观察的图

图1.8　盂肱韧带
关节囊增厚的折叠状纤维被称为盂肱韧带，其中盂肱上韧带位于小结节上方，盂肱中韧带位于小结节内侧，盂肱前下韧带位于解剖颈的前下缘，盂肱后下韧带位于解剖颈的后下缘。

大结节有三个表面，即上表面、中表面和下表面，冈上肌、冈下肌和小圆肌依次附着在这三个表面上（见图 1.9）。喙肱韧带附着在大结节和小结节上（见图 1.10）。

需要注意的是，应用盂肱韧带的知识对肩周炎的评估和治疗非常重要。

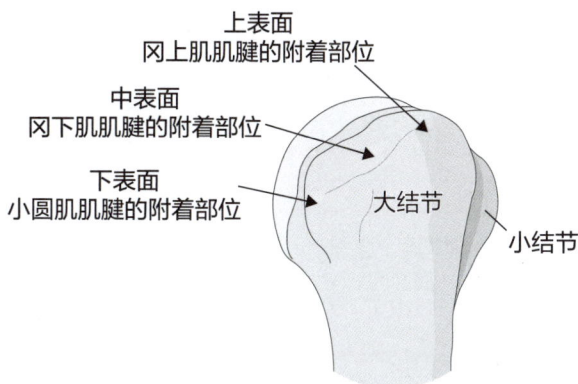

上表面
冈上肌肌腱的附着部位

中表面
冈下肌肌腱的附着部位

下表面
小圆肌肌腱的附着部位

大结节

小结节

图 1.9　大结节
大结节有三个表面，分别称为上表面、中表面和下表面，它们按顺序又是冈上肌肌腱、冈下肌肌腱和小圆肌肌腱的附着部位。

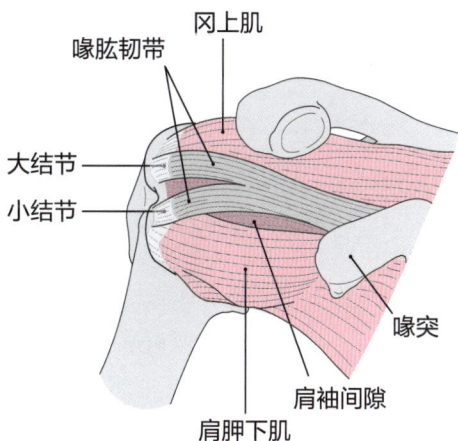

喙肱韧带

冈上肌

大结节

小结节

喙突

肩袖间隙

肩胛下肌

图 1.10　喙肱韧带
喙肱韧带起源于喙突根部，以扩张的方式附着于冈上肌肌腱的上、下表面和肩胛下肌肌腱的前、后表面。

（2）肩胛骨的特征

肩胛骨是平坦的，位于身体背侧，关节盂和肱骨头构成盂肱关节，肩峰和锁骨肩峰端构成肩锁关节。肩胛骨有两个面（肋骨面和背侧面）、三个缘（上缘、内侧缘和外侧缘）和三个角（上角、下角和外侧角），许多肌肉和韧带都附着在这些部位上。因此，肩胛骨的运动深受附着于肩胛骨上的软组织功能的影响（见图 1.11）。

肋骨面也称为肩胛下窝，肩胛下肌（见图 1.12）附着于此。背侧面以肩胛冈为界，上表面称为冈上窝，下表面称为冈下窝，冈上肌（见图 1.13）和冈下肌（见图 1.14）附着于冈下窝。

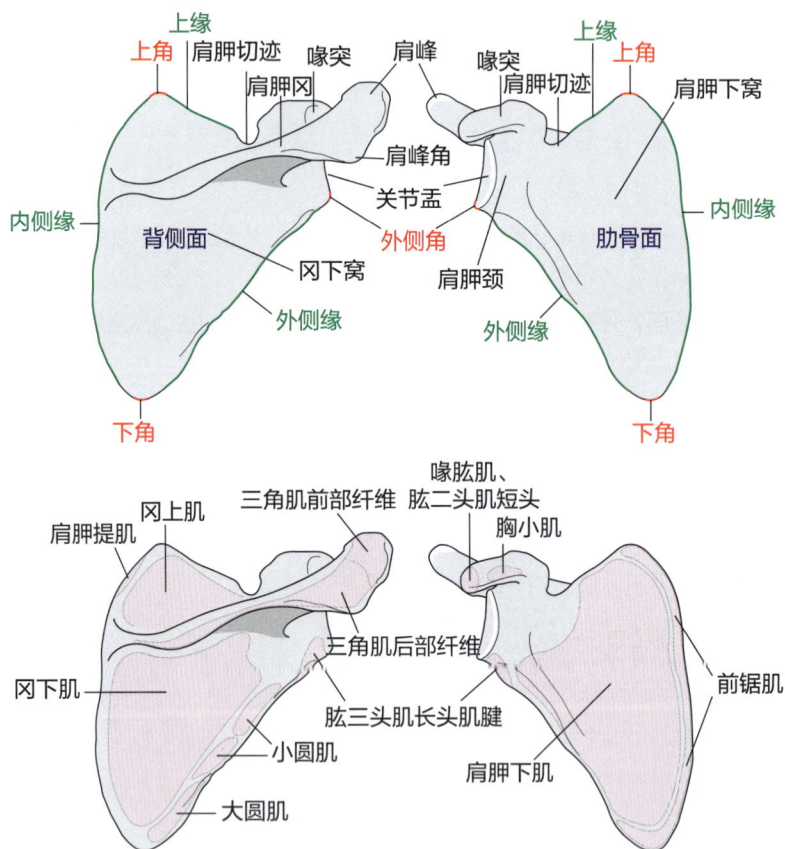

图 1.11　肩胛骨解剖图
肩胛骨的各个部分由两个面（肋骨面、背侧面）、三个缘（上缘、内侧缘、外侧缘）和三个角（上角、下角、外侧角）表示，许多肌肉和韧带都附着在这些部位上。

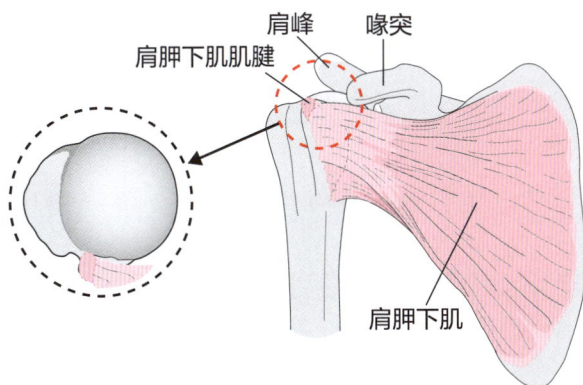

图 1.12   肩胛下肌

肩胛下肌广泛地附着于小结节至小结节的上方区域，部分延伸至肱骨头的水平高度；这一区域被称为肩胛下肌肌腱。

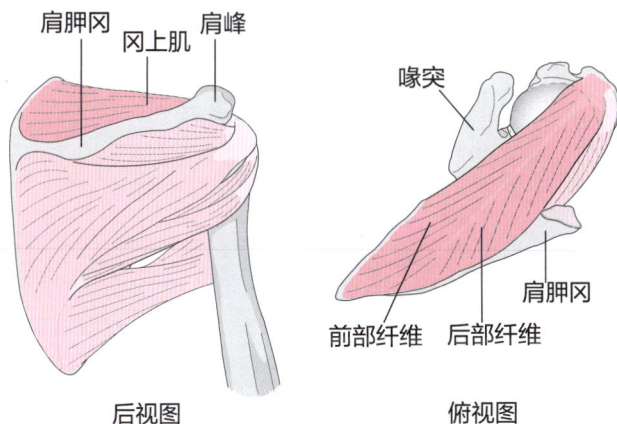

后视图   俯视图

图 1.13   冈上肌

冈上肌在肌腹前缘向肌内肌腱汇聚，止于大结节的最前部，一部分到达小结节。

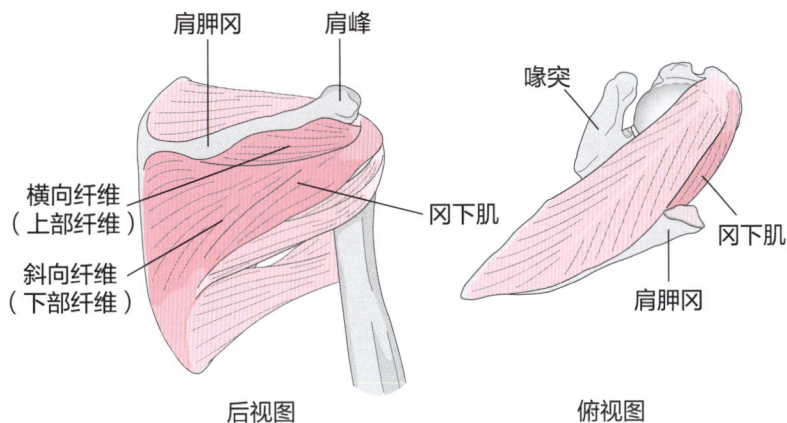

后视图   俯视图

图 1.14   冈下肌

冈下肌有两个头，即横向肌和斜向肌，最强韧的止点肌腱广泛附着在大结节的前缘处。

上缘的侧边是胸小肌（见图 1.15）、喙肱韧带（见图 1.10）、共同肌腱（肱二头肌短头）和喙肱肌（见图 1.16）。内侧缘以肩胛冈三角区为界，小菱形肌和大菱形肌分别附着在该三角区的上部和下部，前锯肌附着在该三角区的肋骨面（见图 1.17）。

外侧缘从下侧开始依次与大圆肌、小圆肌和肱三头肌长头相连（见图 1.18）。

肩胛提肌附着于上角（见图 1.17），部分背阔肌附着于下角（见图 1.19），肱三头肌长头附着于外侧角。

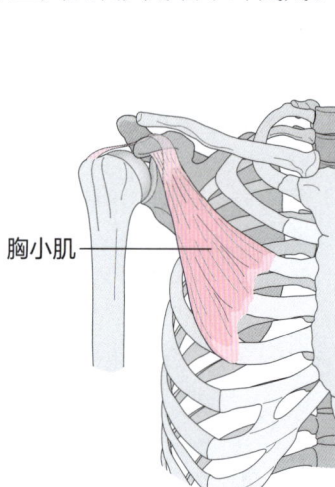

图 1.15　胸小肌
胸小肌附着在喙突上，也在喙肱韧带表面走行，并延伸至关节盂的大结节和关节盂后上缘。

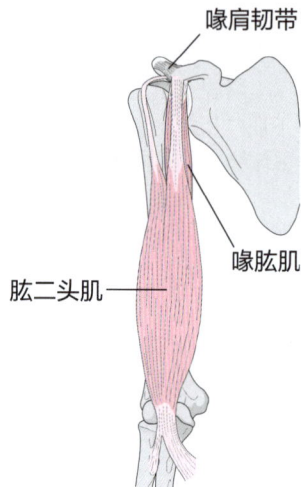

图 1.16　共同肌腱和喙肱肌
喙肩韧带、肱二头肌短头和喙肱肌附着在喙突顶端，后两者为共同肌腱。

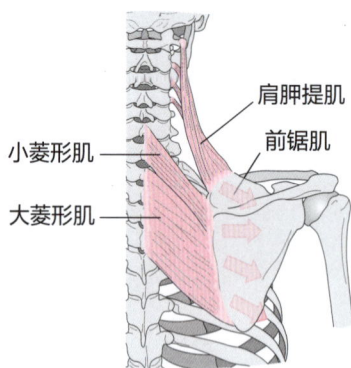

图 1.17　肩胛提肌、菱形肌和前锯肌
肩胛提肌、菱形肌和前锯肌附着于内侧缘，它们具有相互牵引的结构。

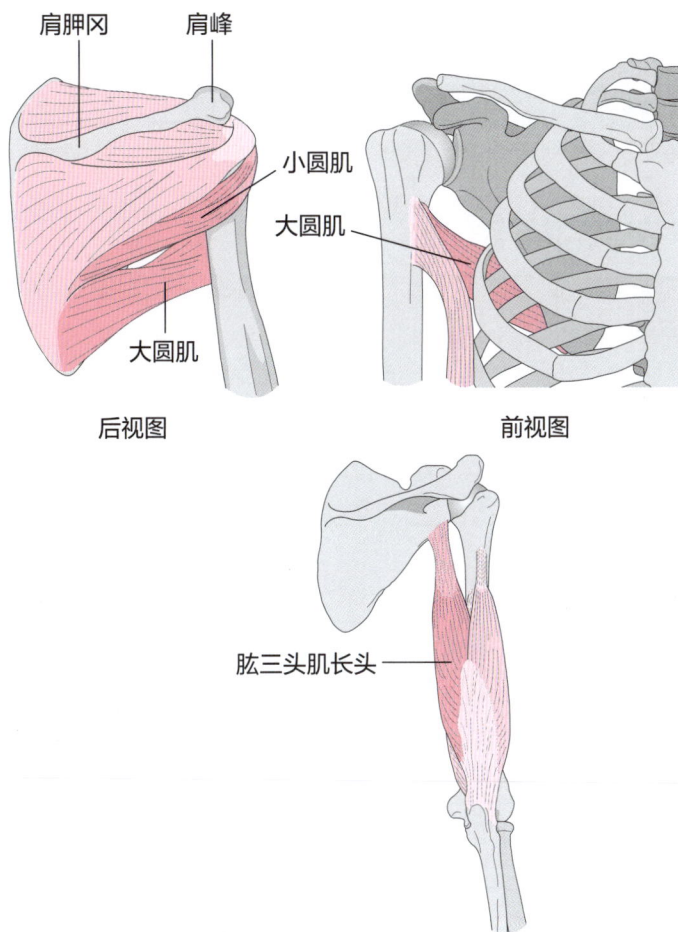

肩胛冈　　肩峰

小圆肌

大圆肌

大圆肌

后视图　　　　　　　　　　前视图

肱三头肌长头

图 1.18　小圆肌、大圆肌和肱三头肌长头
小圆肌和大圆肌附着于外侧缘。小圆肌附着在外侧缘的是上部肌束，而下部肌束附着在小圆肌与冈下肌之间的膜上。此外，肱三头肌长头的肌腱附着在外侧角的关节下结节上。

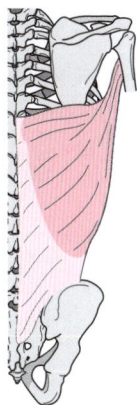

图 1.19　背阔肌
部分背阔肌附着在肩胛骨的下角。

（3）锁骨的特征

锁骨呈 S 形。由锁骨的肩峰端和肩峰组成的肩锁关节作为肩胛骨的轴心，而由锁骨的胸骨端和胸骨柄的锁骨切迹组成的胸锁关节作为锁骨的轴心。三角肌、胸大肌和胸锁乳突肌从外部连接到锁骨上（见图 1.20）。

2）肩关节的解剖关节

解剖关节包括盂肱关节、肩锁关节和胸锁关节，当一个关节运动时，其他关节会同步运动。

（1）盂肱关节

盂肱关节由关节盂和肱骨头组成，其特点是表面积比关节盂大（见图 1.21）。因此在关节盂周围存在关节唇，有助于肩关节的稳定。

（2）肩锁关节

肩锁关节由肩峰和锁骨的肩峰端组成。它是肩胛骨的支点，肩锁韧带与之相连。从体表上方观察，肩胛冈和锁骨形成一定的角度，这个角度被称为肩锁角。当肩锁角增大时,肩锁韧带的后部就会紧张;当肩锁角减小时,肩锁韧带的前部就会紧张（见图 1.22）。

在肩关节屈曲和外展时，肩胛骨上回旋，肩锁角增大；在肩关节伸展和内收时，肩胛骨下回旋，肩锁角减小。

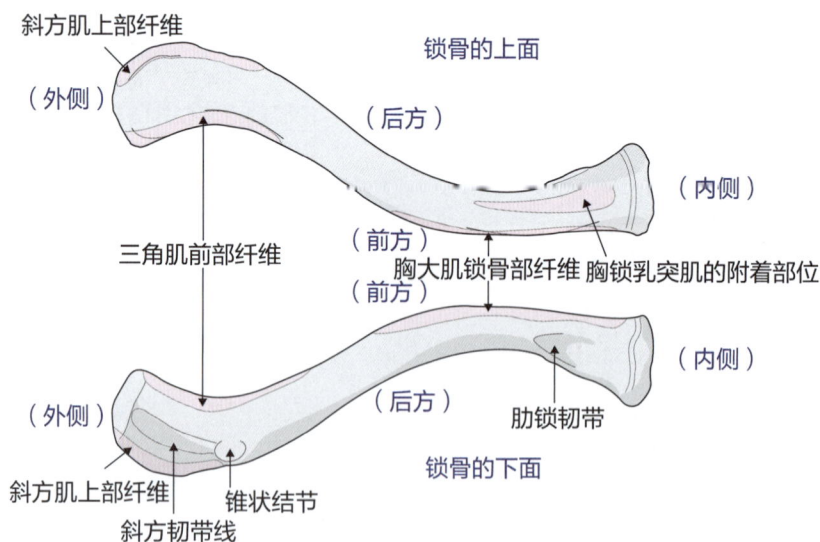

图 1.20　锁骨解剖图
锁骨呈 S 形，位于胸骨和肩峰之间，三角肌、斜方肌、胸大肌和胸锁乳突肌从外侧依次附着在锁骨上。

（3）胸锁关节

胸锁关节由胸骨柄的锁骨切迹和锁骨的胸骨端组成，与躯干相连。胸锁关节由关节盂和韧带（肋锁韧带、胸锁前韧带和胸锁后韧带）组成，它们随肩胛骨运动，同时形成锁骨的轴线（见图1.23）。

肋锁韧带在肩胛骨内收和抬高时紧张，胸锁前韧带和锁间韧带在肩胛骨内收和下沉时紧张，胸锁后韧带在肩胛骨外展和下沉时紧张。

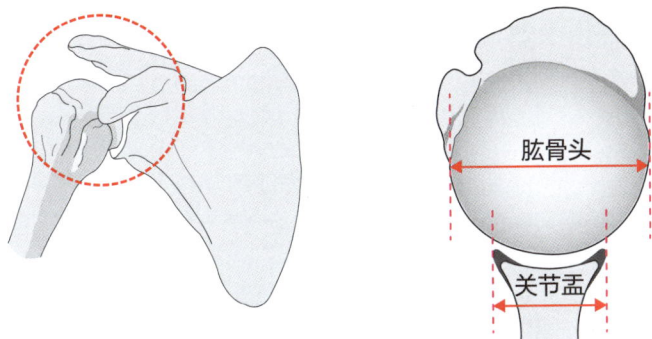

肱骨头

关节盂

图 1.21　盂肱关节
盂肱关节由关节盂和肱骨头组成，其表面积大于关节盂。

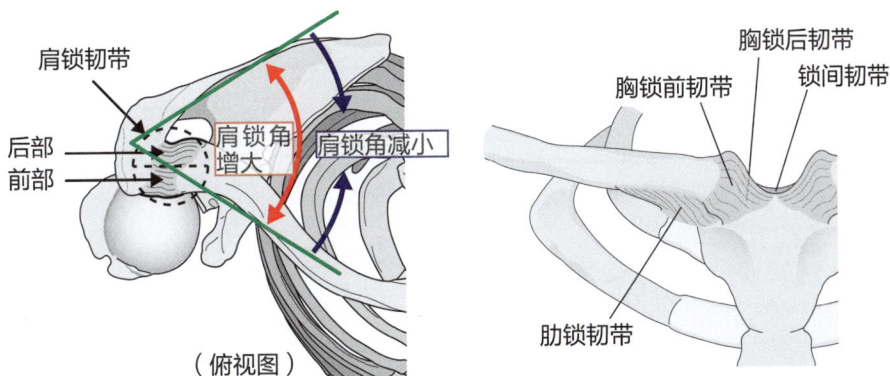

肩锁韧带

后部
前部

肩锁角增大

肩锁角减小

（俯视图）

图 1.22　肩锁关节和韧带
肩锁关节由锁骨的肩峰端和肩峰组成，肩锁韧带与之相连。肩锁韧带是连接肩峰上表面和锁骨上表面的韧带。肩胛冈和锁骨形成一定的角度，这就是所谓的肩锁角。随着肩锁角的增大，肩锁韧带的后部会紧张；随着肩锁角的减小，肩锁韧带的前部会紧张。

胸锁后韧带
锁间韧带
胸锁前韧带

肋锁韧带

图 1.23　胸锁关节和韧带
胸锁关节由胸骨柄的锁骨切迹和锁骨的胸骨端组成，并与躯干相连。胸锁前韧带是连接胸骨柄前表面和锁骨胸骨端前表面的韧带。锁间韧带是连接两锁骨末端的韧带。胸锁后韧带是连接胸骨柄后表面和锁骨胸骨端后表面的韧带。肋锁韧带是连接锁骨下表面和第一肋软骨内侧端上表面的韧带，其内侧部分与关节囊接触。

3) 肩关节的功能关节

功能关节包括C-C机制、第二肩关节和肩胛胸廓关节，了解它们的功能和作用至关重要。

（1）C-C机制

C-C机制是指通过位于喙突与锁骨之间的喙锁韧带（斜方韧带、锥状韧带，见图1.24）调节肩锁角的功能。当肩锁角增大时，锥状韧带就会收缩。

当肩锁角增大时，锥状韧带紧张；当肩锁角减小时，斜方韧带紧张，从而控制肩关节运动（见图1.25）。C-C机制的作用是：防止锁骨抬高；悬吊肩胛骨；控制肩锁角。

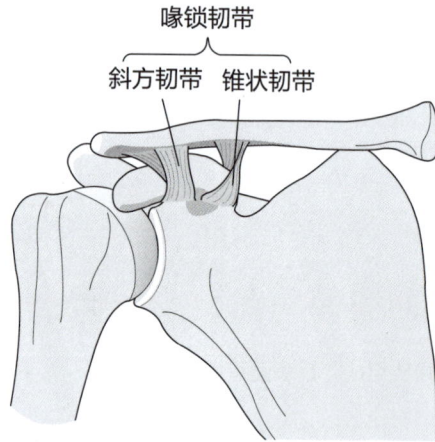

图 1.24　喙锁韧带
斜方韧带连接锁骨外侧1/3（斜方韧带线）和喙突的上内侧。锥状韧带连接锁骨外侧1/3（锥状结节）和喙突根部。

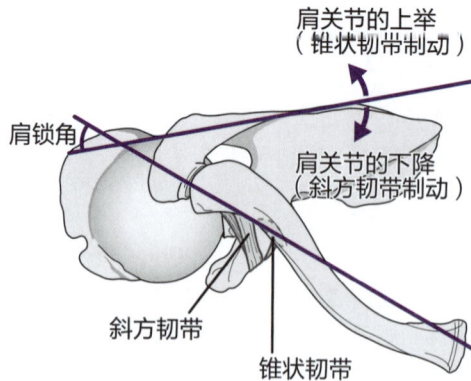

图 1.25　C-C机制
肩关节上举会导致肩锁角增大，锥状韧带紧张；在肩关节下降时，肩锁角减小，斜方韧带紧张。

（2）第二肩关节

　　由肩袖、肩峰下滑囊、大结节和喙肩弓形成的功能关节为第二肩关节。

　　肩袖、肩峰下滑囊和大结节呈凸形结构，而喙肩弓呈凹形结构，共同形成一个功能关节，当肩部抬起和放下时，第二肩关节就像关节一样滑动（见图1.26）。第二肩关节的作用是：改善盂肱关节的功能；起到抑制肩袖抬高的作用（抑制器）；增强支点构成的作用力；在肩关节抬高时，便于大结节在肩峰下顺利通过。在肩周炎的临床病例中，第二肩关节的滑动通常会受到影响。因此，我们将在"5.第二肩关节的功能"一节（参见第35页）中详细讨论第二肩关节的功能解剖结构。

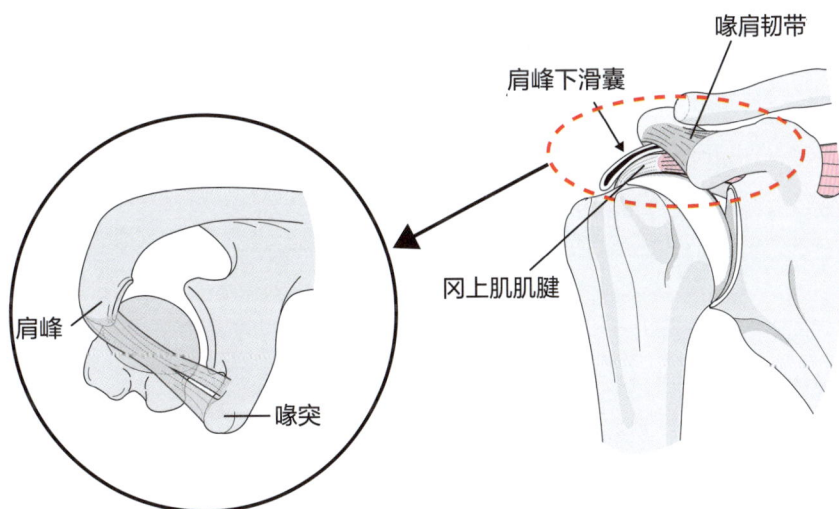

肩峰下滑囊　　喙肩韧带

冈上肌肌腱

肩峰

喙突

图 1.26　第二肩关节
肩袖、肩峰下滑囊和大结节呈凸形结构，喙肩弓呈凹形结构，共同形成一个功能关节。

（3）肩胛胸廓关节

　　肩胛胸廓关节是由肩胛骨和胸廓形成的功能关节，通过连接肩胛骨来补偿盂肱关节的活动范围（见图 1.27）。肩胛胸廓关节的作用是：固定肩胛骨；增大肩关节的活动范围（肩肱节律）；增大肩关节的肌肉力量。

4）肩袖间隙周围的解剖结构

　　在五十肩的临床病例中，肩袖周围的粘连和炎症往往是导致肩关节挛缩的因素之一。因此，了解肩袖周围各种组织的结构和功能非常重要。

（1）肩袖间隙

　　肩袖间隙是冈上肌肌腱和肩胛下肌肌腱之间因存在喙突而形成的间隙，这里没有肌腱融合（肩袖）（见图 1.28）。肩袖间隙通过肩关节的外旋、外展外旋、伸展而变得紧张并稳定。肩袖间隙的存在被认为在维持肩关节的稳定性和机械缓冲方面起着重要作用。

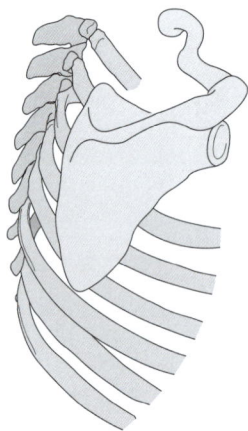

图 1.27　肩胛胸廓关节
肩胛胸廓关节是一个功能关节，由肩胛骨和胸廓组成。

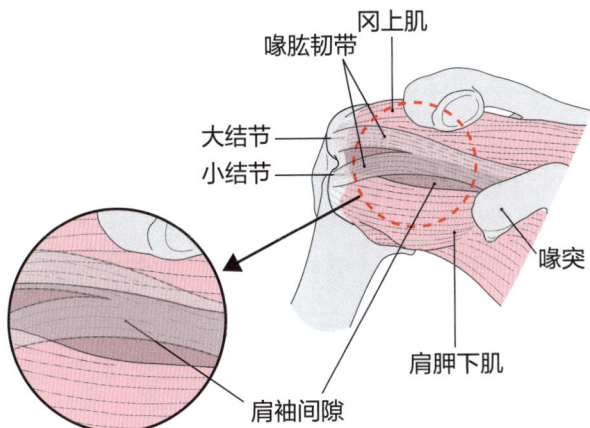

冈上肌
喙肱韧带
大结节
小结节
喙突
肩胛下肌
肩袖间隙

图 1.28　肩袖间隙
肩袖间隙由冈上肌肌腱的前部纤维、肩胛下肌肌腱的上部纤维、喙肱韧带和关节囊组成。

（2）肱二头肌长头肌腱

肱二头肌长头肌腱贯穿肩袖间隙，喙肱韧带位于其表面，盂肱上韧带位于更深处。肱二头肌长头肌腱的特点是，由于在穿过结节间沟期间肌腱走行突然改变，因此容易受到摩擦刺激。在结节间沟近端，肱二头肌长头肌腱被喙肱韧带、盂肱上韧带、冈上肌肌腱前部纤维和肩胛下肌肌腱上部纤维包围，形成一个滑轮系统（pulley system）（见图 1.29）。

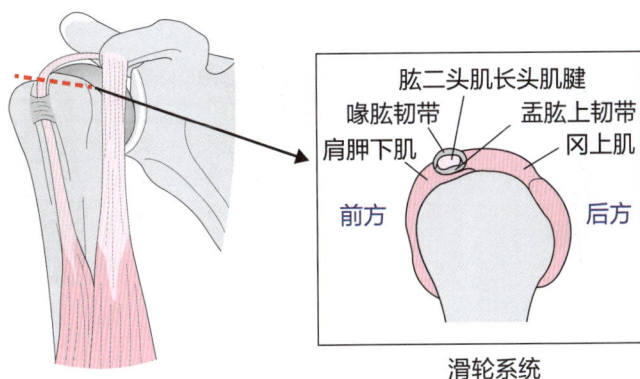

肱二头肌长头肌腱
喙肱韧带
盂肱上韧带
肩胛下肌
冈上肌
前方
后方

滑轮系统

图 1.29　肱二头肌长头肌腱
肱二头肌长头肌腱在肱骨头水平被四种组织（滑轮系统）包围：喙肱韧带、盂肱上韧带、冈上肌肌腱前部纤维和肩胛下肌肌腱上部纤维。

3. 肩关节活动范围的确认和评估

本节介绍的利用"肩的位置"评估关节活动范围的方法在临床上非常重要，因为它能让我们在一定程度上预测出"哪些动作是疼痛的""哪些动作是僵硬的"，以及在每个病例中"哪些组织是有问题的"。即使同样被诊断为"五十肩"，不同病例的病因和病情也会有所不同。因此，最重要的是正确了解眼前病例的病情，并根据病因和病情选择合适的治疗方法。

有鉴于此，我们希望你能清楚地理解本节所解释的内容，并在临床实践中正确地应用以下评估方法。

1) 肢体的特殊位置和运动方向

在评估肩关节时，必须了解三个体位（见图 1.30）。这些体位通常被称为"第 1 体位""第 2 体位"和"第 3 体位"*。

第 1 体位是指肘关节从基本体位（上肢在体侧下垂）屈曲 90° 的体位。

第 2 体位是指肩关节从第 1 体位外展 90° 的体位。

第 3 体位是指肩关节在第 2 体位的基础上水平内收 90°（上臂水平内收于身体前方）的体位。

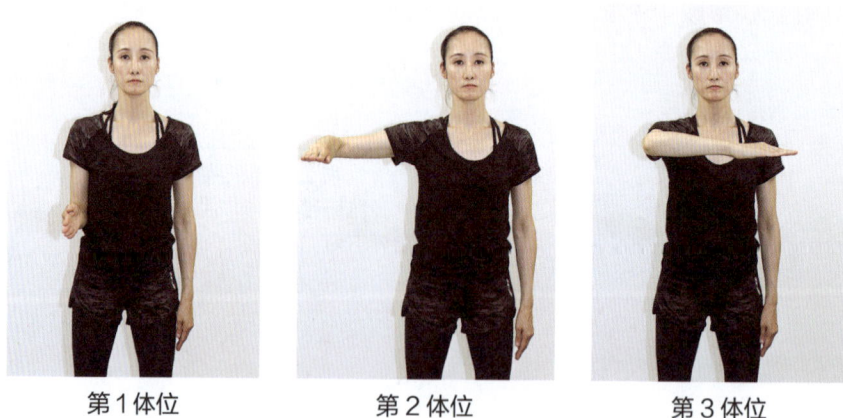

第 1 体位　　　　　　第 2 体位　　　　　　第 3 体位

图 1.30　肢体的特殊位置和运动方向

肘关节屈曲 90° 的体位为第 1 体位，肩关节从这个体位外展 90° 的体位为第 2 体位，肩关节再从第 2 体位水平内收 90° 的体位为第 3 体位。

---

* 日本肩关节学会现在将"第 1 体位、第 2 体位和第 3 体位"表述为"下垂位、外展位和屈曲位"。为了更清楚地解释，本书使用"第 1 体位、第 2 体位和第 3 体位"来表述。

目前，在日本，肩关节在这3个体位的旋转角度作为肩关节评估的基本方法，已被广泛应用于临床实践中。通过分析这些体位上限制肩关节旋转活动范围的因素，可以推断出造成活动范围受限的具体部位。因此这种评估方法在临床上非常有用，不仅适用于五十肩，也适用于其他肩部疾病。

图1.31显示了与肩关节运动相关的牵拉部位，表1.1描述了肩关节在

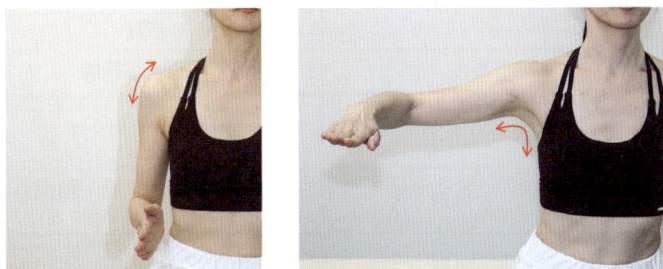

a. 上方和下方组织（上举、下降运动）

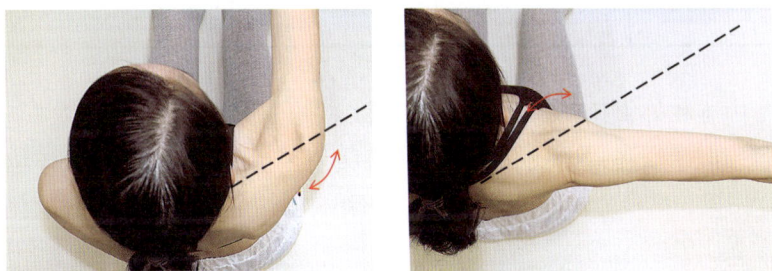

b. 外部和内部组织（肩胛骨平面的前后运动）

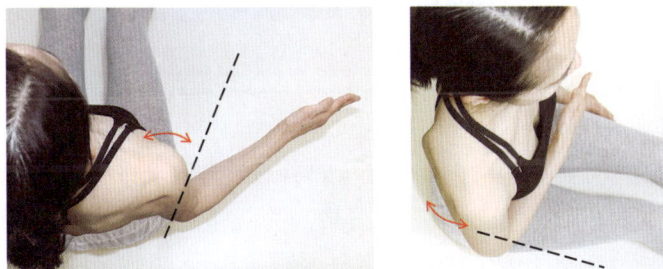

c. 外部和内部组织（肱骨的回旋运动）

图1.31　与肩关节运动相关的牵拉部位

a. 肩关节在下垂位时，位于上部的组织被牵拉；而在上举位时，位于下部的组织被牵拉。

b. 当肱骨位于肩胛骨平面前方时，位于后方的组织被牵拉；而当肱骨位于后方时，位于前方的组织被牵拉。

c. 肩关节在外旋位下垂时，位于前方的组织被牵拉；而在内旋位下垂时，位于后方的组织被牵拉。

表 1.1　肩关节在各体位内旋和外旋运动的活动范围和预测的限制因素

体位	内外旋运动	活动范围和预测的限制因素
第 1 体位	外旋	冈上肌前部纤维 肩胛下肌上部纤维 肩袖间隙（喙肱韧带） 前上方关节囊 盂肱上韧带
	内旋	冈上肌后部纤维 冈下肌上部纤维（横向纤维） 后上方关节囊
第 2 体位	外旋	肩胛下肌下部纤维 前下方关节囊 （盂肱中韧带） 盂肱前下韧带
	内旋	冈下肌下部纤维（斜向纤维） 后下方关节囊
第 3 体位	外旋	大圆肌 前下方关节囊
	内旋	小圆肌 后下方关节囊 盂肱后下韧带

各体位内旋和外旋运动的活动范围和预测的限制因素。

　　基于以上所述，让我们考虑一下肩关节在特定体位，即第 1 体位、第 2 体位和第 3 体位做旋转运动时，肩关节的各种组织会发生什么变化，以及可以做出哪些预测。

　　除了上述预测外，通过触诊、使肌肉收缩以及强制对其他方向的运动进行评估，也有助于确定需要治疗的组织。

（1）第 1 体位
① 外旋
　　肩关节在第 1 体位的外旋会牵拉肩关节前方和上方的组织。另外，肩关节外旋使肱骨头中心向后移位，导致肩关节后方和下方的组织受到压迫。因此，肩关节在第 1 体位的外旋运动受限（小于 40°）且会产生疼痛时，可预测以下情况。

●肩关节前部受限或疼痛：
　　冈上肌前部纤维、肩胛下肌上部纤维、肩袖间隙（喙肱韧带）、前上方关节囊（盂肱上韧带）损伤、发炎或挛缩。
●肩关节后部疼痛或有挤压感：
　　肩关节后部组织（主要是关节唇和关节囊）受到挤压。

② 内旋
　　肩关节在第 1 体位的内旋会牵拉肩关节后方和上方的组织。另外，由

于肱骨头中心在肩关节内旋时向前移位，肩关节前方和上方的组织受到压迫。因此，如果患者在第 1 体位内旋肩关节受限（小于 90°）（除非将肘部置于腹部前方，否则内旋受限，这不可避免地会使肩关节屈曲约 30°）或出现疼痛，则可预测以下情况。

- 肩关节后部有疼痛感：
  冈上肌后部纤维、冈下肌上部纤维（横向纤维）、后上方关节囊损伤、发炎或挛缩。
- 肩关节前部疼痛或有挤压感：
  肩关节前部组织（主要是关节唇和关节囊）受到挤压。

（2）第 2 体位
① 外旋
肩关节在第 2 体位的外旋会牵拉肩关节前下方的组织。另外，在这种体位下，肱骨位于肩胛骨平面的后上方，肱骨头中心在肩关节外旋时向后移位，因此肩关节后方和上方的组织受到压迫。因此，如果肩关节在第 2 体位的外旋受到限制（小于 90°）或出现疼痛，则可以预测以下情况。

- 肩关节后部受限或疼痛：
  肩胛下肌下部纤维、前下方关节囊、盂肱中韧带、盂肱前下韧带损伤、发炎或挛缩。
- 肩关节后部疼痛或有挤压感：
  肩关节后方和上方的组织（主要是关节唇和关节囊）受到挤压。
- 肩关节上部疼痛：
  肩关节前上方的组织（如肩袖间隙和肱二头肌长头肌腱）、肩峰下滑囊和肩袖在喙肩弓下受到撞击或有滑动障碍。

② 内旋
肩关节在第 2 体位的内旋会牵拉肩关节后方和下方的组织。另外，由于肱骨头中心在肩关节内旋时向前方移位，肩关节前方和上方的组织会受到压迫。因此，如果肩关节在第 2 体位内旋受限（小于 60°）或出现疼痛，则可预测以下情况。

- 肩关节后部受限或疼痛：
  冈下肌下部纤维（斜向纤维）、后下方关节囊损伤、发炎或挛缩。
- 肩关节前方的疼痛或有挤压感：
  肩关节前方的组织（主要是关节唇和关节囊）受到挤压。
- 肩关节上部疼痛：
  肩关节前上方的组织（如肩袖间隙和肱二头肌长头肌腱）、肩峰下滑囊和肩袖在喙肩弓下受到撞击或有滑动障碍。

（3）第 3 体位

① 外旋

肩关节在第 3 体位的外旋会牵拉肩关节前下方的组织。因此，如果患者在第 3 体位外旋肩关节受限（小于 90°）或出现疼痛，则可预测以下情况。

● 肩关节前部受限或疼痛：

大圆肌、前下方关节囊损伤、发炎或挛缩。

● 肩关节后部疼痛或有挤压感：

肩关节后方组织（冈下肌、肱三头肌长头肌腱、三角肌后部纤维）过度紧张或后上方组织（主要是关节唇和关节囊）受到挤压。

● 肩关节上部疼痛：

肩关节前上方的组织（如肩袖间隙和肱二头肌长头肌腱）、肩峰下滑囊和肩袖在喙肩弓下受到撞击或有滑动障碍。

② 内旋

肩关节在第 3 体位的内旋会使肩关节后方和下方的组织受到牵拉。另外，由于该体位下肱骨位于肩胛骨平面的前方，且肩关节内旋时肱骨头的中心会向前方移位，因此肩关节前方和上方的组织会受到压迫。因此，如果患者在第 3 体位内旋肩关节受限（小于 0°）或出现疼痛，则可预测以下情况。

● 肩关节后部受限或疼痛：

小圆肌、后下方关节囊、盂肱后下韧带损伤、发炎或挛缩。

● 肩关节前部疼痛或有挤压感：

肩关节前方组织（主要是关节唇和关节囊）受到挤压。

● 肩关节上部疼痛：

肩关节前上方的组织（如肩袖间隙和肱二头肌长头肌腱）、肩峰下滑囊和肩袖在喙肩弓下受到撞击或有滑动障碍。

在这些评估中，如果肩关节在第 2 体位的外旋范围可以增加到终末端，则肩关节前方、前下方的组织已经得到牵拉；如果肩关节在第 3 体位的内旋范围可以增加到终末端，则肩关节后方、后下方的组织已经得到牵拉。剩余的不足可以通过肩胛骨运动来补偿，使盂肱关节上举到终末端。

这两种体位的评估和治疗被证明具有重要的临床意义。

这种临床应用同样适用于肩关节在其他体位的旋转运动，如表 1.1 所示，将这些评估方法与其他生理检查结果相结合，能在一定程度上预测出哪些组织可能受损、发炎、挛缩等。

2）零度位

正常情况下，由于肩胛骨关节面朝向前外侧，因此，肩关节应在外展和屈曲（肩胛骨平面抬高）之间上举，这是盂肱关节上的稳定运动，这被称为"关节面上的外展运动"。当关节面上的外展达到约 150° 时，肩胛冈的长轴与肱骨的长轴重合。这种体位称为零度位。

在零度位，横跨肩关节的所有肌肉都以减小的旋转矢量作为向心力。内侧肌肉由于靠近关节轴走行,因此它们的功能和作用是很大的(见图 1.32)。

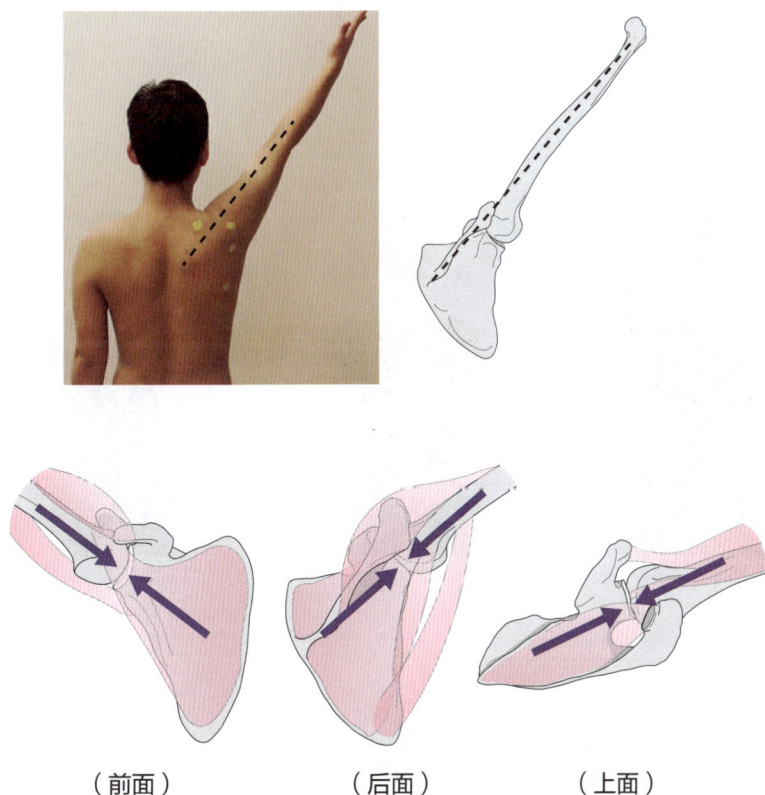

（前面）　　　　　（后面）　　　　　（上面）

图 1.32　零度位
肱骨长轴和肩胛冈的长轴在肩胛骨平面上抬高约 150° 时对齐的体位称为零度位。在零度位，横跨肩关节的所有肌肉都以减小的旋转矢量作为向心力。

3) 复合运动

在日常生活中，有三个复合运动是患者主诉疼痛和难以完成的：束发动作、打结动作和对侧肩关节动作。这些复合运动也是肩关节特有的运动，了解每个动作的特点对临床实践非常有用。

束发动作包括将双手置于脑后，肘部打开，同时伴有肩关节的屈曲、外展、外旋动作（见图 1.33–a）。

打结动作包括将双手带到身体后方的正中并沿脊柱举起，同时伴有肩关节伸展、过度内旋动作（见图 1.33–b）。打结动作可以是外展打结（肩关节外展约 45°）或内收打结（肩关节外展 0°），似乎因人而异。

对侧肩关节动作是指触诊对侧肩关节的动作，是一个仅在本书中使用的原创术语。它是一种涉及肩关节屈曲、内收、内旋的运动（见图 1.33–c）。

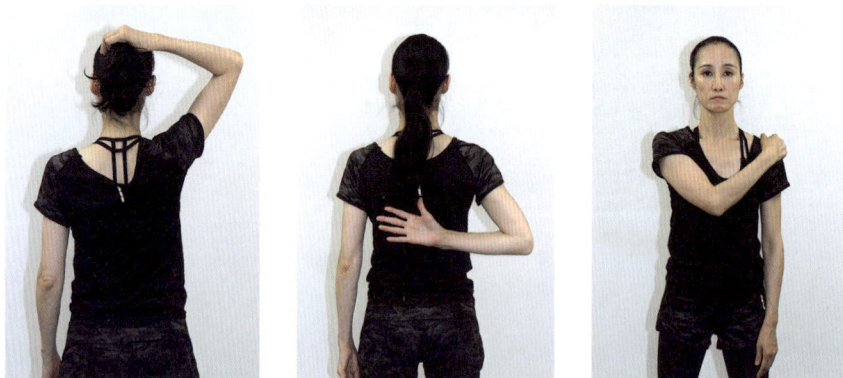

a. 束发动作　　　　　b. 打结动作　　　　　c. 对侧肩关节动作

图 1.33　复合运动
a. 双手在脑后、肘关节打开的束发动作（图中仅展示单手动作）。
b. 双手在身体后方正中沿脊柱举起，做打结动作（图中仅展示单手动作）。
c. 对侧肩关节动作。

4. 涉及盂肱关节稳定性的组织

与髋关节相比，肩关节需要更大的活动范围，因此需要稳定以避免脱位。本节将介绍涉及盂肱关节稳定性的组织。

1) 静态稳定机制

静态稳定机制包括关节囊和盂肱韧带。关节囊含有少量液体（关节液），关节内压力始终保持负压，因此关节结构不会因挤压效应而变形。此外，盂肱韧带是关节囊的内衬，具有折叠结构（像窗帘一样）。因此，盂肱韧带紧张时，"窗帘"闭合，盂肱韧带松弛时，"窗帘"打开并偏转（见图 1.34）。

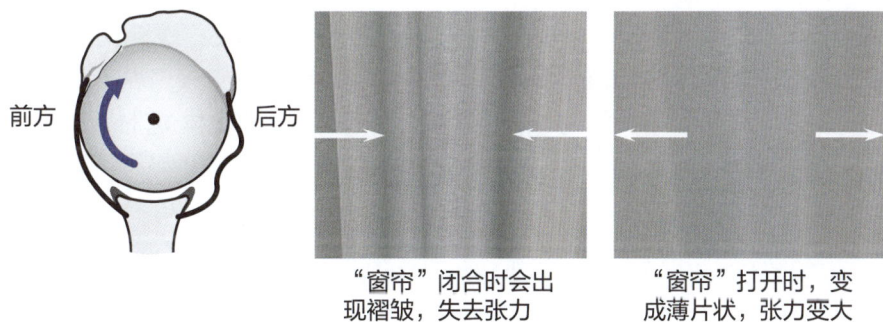

"窗帘"闭合时会出现褶皱，失去张力

"窗帘"打开时，变成薄片状，张力变大

图 1.34　盂肱韧带的紧张和放松
盂肱韧带紧张时，"窗帘"闭合；盂肱韧带松弛时，"窗帘"打开并偏转。

（1）盂肱韧带和关节囊（见表1.2）

表1.2总结了盂肱韧带和关节囊紧张和放松的体位，还提供了有用的临床信息。在进行肩关节锻炼时，应观察这些组织的紧张和放松情况。

盂肱上韧带

位于肩关节囊前表面上方。

在肩关节于第1体位外旋时紧张，在肩关节于第3体位内旋时放松。

盂肱中韧带

位于肩关节囊前面的中部（略偏上）。

在肩关节于45°外展位（介于第1体位和第2体位之间）外旋时紧张，在肩关节内旋时放松。

盂肱前下韧带

位于肩关节囊前侧的下方。

在肩关节于第2体位外旋时紧张，在肩关节于第3体位内旋时放松。

盂肱后下韧带

位于肩关节囊的后下部。

在肩关节于第3体位内旋时紧张，在肩关节于第1体位外旋时放松。

腋窝凹陷

位于肩关节正下方。

在肩关节于第2体位外旋、于第3体位内旋时紧张。

表1.2　盂肱韧带和关节囊的紧张、放松

盂肱韧带和关节囊	紧张	放松
盂肱上韧带	肩关节在第1体位外旋	肩关节在第3体位内旋
盂肱中韧带	肩关节在45°外展位外旋	肩关节内旋
盂肱前下韧带	肩关节在第2体位外旋	肩关节在第3体位内旋
盂肱后下韧带	肩关节在第3体位内旋	肩关节在第1体位外旋
腋窝凹陷	肩关节在第2体位外旋、第3体位内旋	肩关节在下垂位

（2）关节囊容量和关节内压力

关节囊的容量和肩关节的活动范围成正比。如果容量与正常肩关节相比减小（关节囊萎缩），肩关节活动范围就会受到限制。此外，随着关节内压力的增加（正压），肩关节活动范围也会减小。有鉴于此，当关节囊容量减小时，有必要正确评估减小发生在哪些部位，并实施适当的运动疗法。

2）动态稳定机制

动态稳定机制指的是肌肉（肩袖）将肱骨头拉向关节盂的能力，肱骨头在关节盂内形成一个轴。肱二头肌长头肌腱也有压住肱骨头的作用，被称为半动态稳定机制。

（1）肩袖

肩袖包括冈上肌、冈下肌、小圆肌和肩胛下肌。它们附着在肱骨头的大结节和小结节上，将肱骨头拉向关节盂，形成轴（见图1.35）。此外，肩袖在肩关节的每个位置都起作用。肩关节能够在形成轴的基础上，通过三角肌等外层肌肉的作用，实现自由活动（见图1.36）。

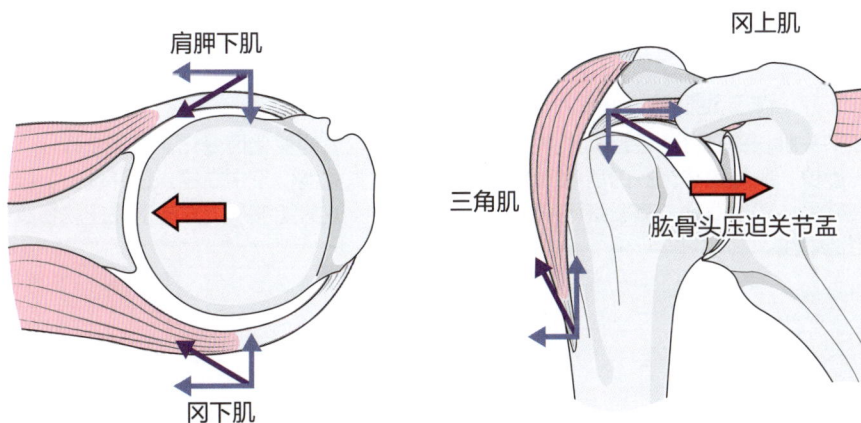

图1.35　肩袖的作用
肩胛下肌有助于肩关节内旋运动，冈下肌和小圆肌有助于肩关节外旋运动，这些肌肉的力量共同作用，形成一个支点（轴）。

图1.36　内侧和外侧肌肉的作用
冈上肌内侧矢量和三角肌外侧矢量的力量使肩关节外展运动得以稳定进行。

（2）肱二头肌长头肌腱的作用

　　肱二头肌长头肌腱在大结节和小结节之间的结节间沟中运行，穿过肱骨头并附着于盂上结节。

　　根据肱骨的回旋体位不同，肱二头肌长头肌腱走行部位也不同。肩关节内旋时，它位于肱骨头的前方；外旋时，它位于肱骨头的上方。换句话说，肱二头肌长头肌腱通过从上方向下按压肱骨头，可以创建出适合当时位置的有效的轴线（见图 1.37）。

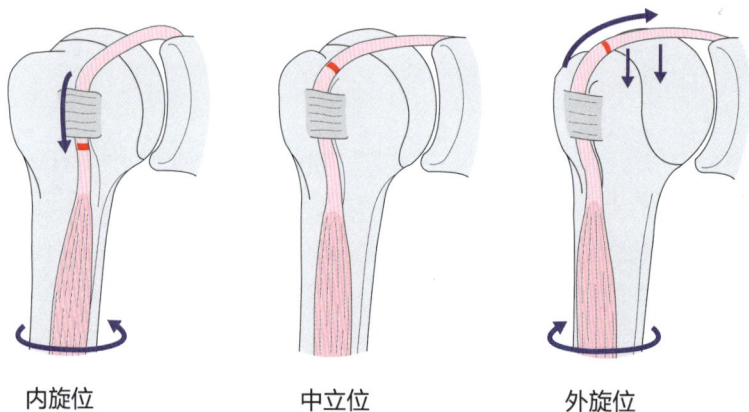

内旋位　　　　　　　中立位　　　　　　　外旋位

图 1.37　肱二头肌长头肌腱的作用
肱二头肌长头肌腱的位置和紧张程度随肱骨旋转位置的变化而变化。在第 1 体位，即内旋位，肌腱在肱骨头的前内侧滑动，肌腱的紧张程度低于中立位。在外旋位，肌腱在肱骨头顶部滑动，其紧张程度比中立位更适中，使其能够从上方向下按压肱骨头并形成轴线。

5. 第二肩关节的功能

第二肩关节的存在是为了增强第一肩关节（盂肱关节）的功能，其指的是由肩袖、肩峰下滑囊、大结节和喙肩弓形成的功能关节。喙肩弓也指由喙突、喙肩韧带和肩峰形成的功能关节面。要了解第二肩关节，就必须了解肩关节上举运动中大结节的运动和方向。

1) 肩关节上举时大结节的运动

肩关节上举时，大结节的位置可分为三种（见图1.38）。第一种是大结节位于喙肩弓外侧（肩关节上举0°～80°，数值包含左端点不包含右端点），第二种是大结节位于喙肩弓正下方（肩关节上举80°～120°，数值包含左端点不包含右端点），第三种是大结节位于喙肩弓内侧（肩关节上举120°～180°）。

大结节与肩袖相连，在通过喙肩弓时总会产生摩擦。为了减少这种摩擦并促进运动，喙肩弓和肩袖之间有一个肩峰下滑囊。

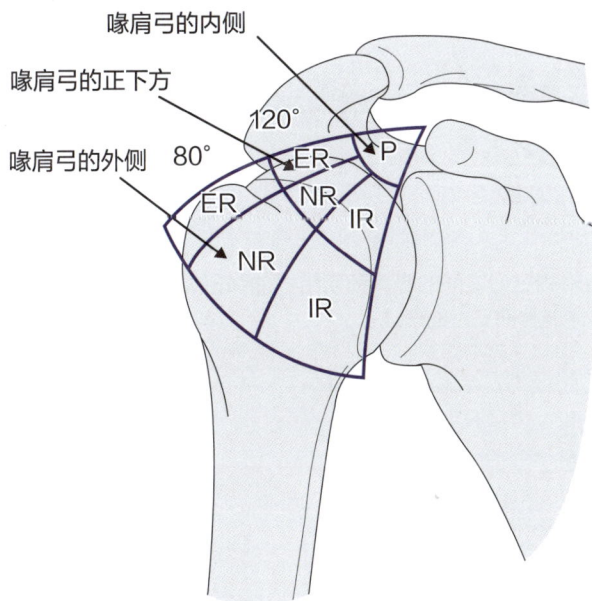

图1.38　肩关节上举时大结节的运动轨迹
P=支点，IR=内旋，NR=中立，ER=外旋。
肩关节上举时大结节的运动轨迹：肩关节上举0°～80°（数值包含左端点不包含右端点）时大结节位于喙肩弓外侧，肩关节上举80°～120°（数值包含左端点不包含右端点）时大结节位于喙肩弓正下方，肩关节上举120°～180°时大结节位于喙肩弓内侧。此外，还有三个通道（内旋、中立和外旋区域），但它们在终末端时合并成一个。

2) 第二肩关节的功能概述

第二肩关节的功能是通过喙肩弓固定肩袖。这意味着肩袖矢量垂直于关节盂，形成一个轴，将肱骨头拉向关节盂。相反，在没有喙肩弓的情况下，肩袖略微指向上方，将肱骨头向上提拉，使轴线不稳定（见图1.39）。

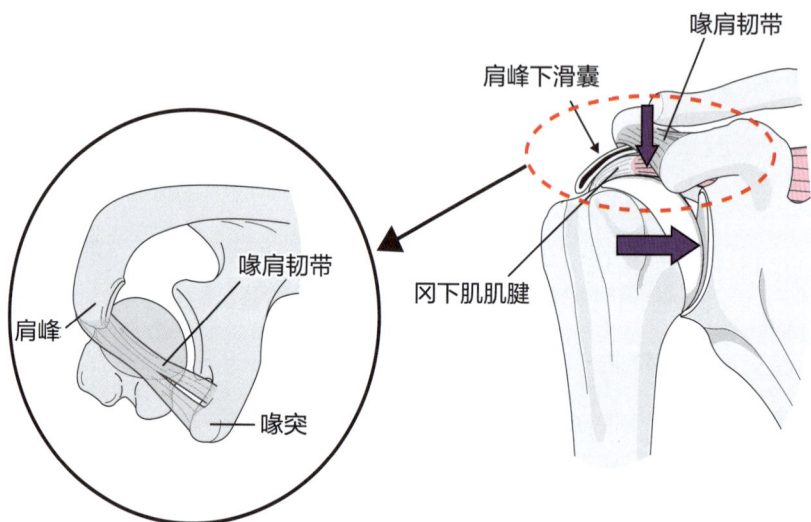

图 1.39　第二肩关节的功能

喙肩弓是一个由喙突、肩峰和它们之间的喙肩韧带组成的弧形屋檐结构。它从上方向下压迫冈上肌肌腱，从而促进肩袖支点的形成。

6. 与肩胛胸廓关节稳定性和灵活性相关的组织

肩胛胸廓关节的功能包括增加肩关节的活动范围、肩胛骨的活动性、肩胛骨随肩关节活动的活动，以及提高第二肩关节的效率。提高肩胛胸廓关节的活动度对五十肩的临床治疗具有重要意义，为此应充分理解和运用本节所述的内容。

1) 扩大肩关节活动范围

肩关节的活动范围是由盂肱关节和肩胛胸廓关节的合角来确定的。两个关节角度所占比例因研究而异，但约为 2 ：1。也就是说，当肩关节上举 180° 时，120° 为盂肱关节的活动度，60° 为肩胛胸廓关节的活动度（当然，脊柱、骶髂关节和骨盆的运动也很重要）（见图 1.40）。在第 1 体位时，肩胛胸廓关节与盂肱关节在肩关节内外旋中的运动比例约为外旋 2.5 ：1，内旋 6 ：1。

这些都是正常时的数字，改善肩胛骨的运动，可以进一步增加肩关节活动范围。换句话说，即使盂肱关节的活动范围缩小，也可以通过提高肩胛胸廓关节的活动度来增加肩关节的活动范围。

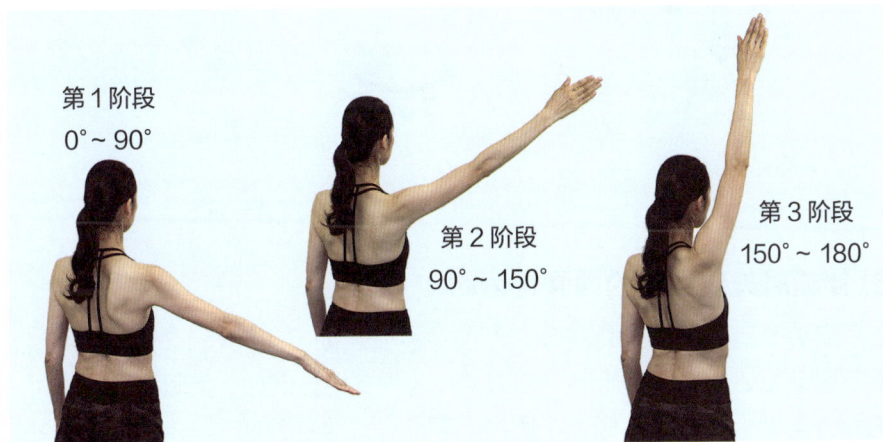

图 1.40　肩关节的活动范围
肩关节的活动范围是由盂肱关节和肩胛胸廓关节的合角来确定的，两个关节角度所占比例约为 2 ：1。

2）肩胛带的活动性

肩关节运动中肩胛带的活动，基本上是一种复合运动，这里为了便于读者更好地理解，将其拆分成单独运动来解释。

肩胛骨的运动（见图 1.41）

上举运动：肩胛骨向上举起的运动。

下沉运动：肩胛骨向下的运动。

外展运动：肩胛骨向外打开的运动。

内收运动：肩胛骨向内的运动。

上回旋运动：关节盂向上运动。

下回旋运动：关节盂向下运动。

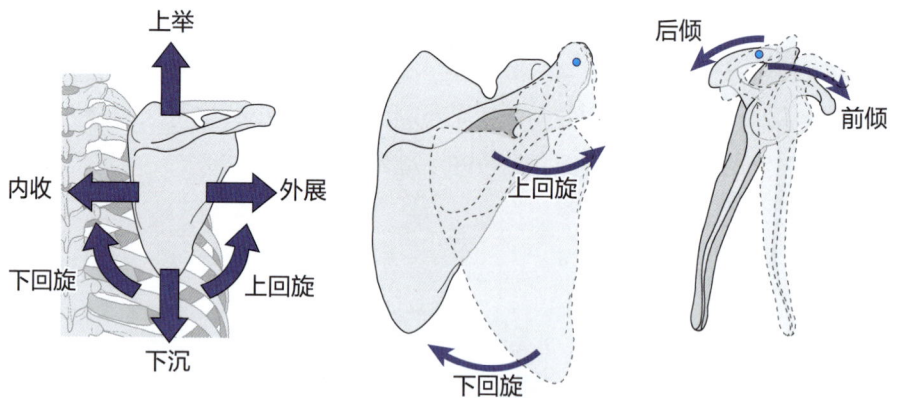

图 1.41　肩胛骨的运动

3）伴随肩关节运动的肩胛骨运动

肩关节运动与肩胛骨运动之间的关系概述如下（见表 1.3）。了解与肩关节运动相关的肩胛骨运动对临床实践非常有用。例如，当肩关节屈曲时，肩胛骨会发生外展、后倾、上回旋。因此，如果能改善参与肩胛骨这些运动的肌肉的挛缩状态或增加其肌肉发力，就可以增加肩关节屈曲的范围。

当肩关节屈曲时，肩胛骨外展（终末端附近内收）、后倾、上回旋。

当肩关节伸展时，肩胛骨内收、前倾、下回旋。

当肩关节外展时，肩胛骨外展、上回旋。

当肩关节向腹部侧内收时，肩胛骨外展、上回旋；当肩关节向背部侧内收时，肩胛骨内收、下回旋。

当肩关节在第 1 体位外旋时，肩胛骨内收。

当肩关节在第 1 体位内旋时，肩胛骨外展。

当肩关节处于第 2 体位时，肩胛骨内收并上回旋；肩关节从这个状态开始外旋时，肩胛骨后倾；内旋时，肩胛骨前倾。

当肩关节处于第 3 体位时，肩胛骨外展并上回旋；肩关节从这个状态开始外旋时，肩胛骨后倾；内旋时，肩胛骨前倾。

表 1.3　与肩关节运动相关的肩胛骨运动

肩关节运动	肩胛骨运动
屈曲	外展（终末端附近内收）、后倾、上回旋
伸展	内收、前倾、下回旋
外展	外展、上回旋
内收（腹侧）	外展、上回旋
内收（背侧）	内收、下回旋
第 1 体位外旋 / 内旋	内收 / 外展
第 2 体位外旋 / 内旋	内收、上回旋、后倾 / 内收、上回旋、前倾
第 3 体位外旋 / 内旋	外展、上回旋、后倾 / 外展、上回旋、前倾

总结

　　肩关节所需的功能是"灵活性"和"稳定性"，前面已经讨论了肩关节的基础知识。由于盂肱关节结构不稳定，因此软组织起着主要作用，其他关节也需要发挥良好的功能，才能使肩关节在各个方向上自由活动。

　　此外，正常的关节内压力（负压）是软组织发挥正常功能的必要条件，但在五十肩的疼痛期，由于关节内压力变得异常（正压），会导致向心位置丧失，从而增加了软组织的负荷。在五十肩的物理治疗中，能够准确评估患者的分期和关节功能以及软组织功能是非常重要的，读者对本章的基础知识应该反复阅读，做到心中有数。

1

肩关节的基础知识

第 2 章

影响五十肩的肌肉功能及其评估

第2章　影响五十肩的肌肉功能及其评估

　　第1章对肩关节的基础知识进行了概述。肌肉组织（以下简称肌肉）往往是包括五十肩在内的各种关节疾病的病因。即使肌肉并不直接导致疼痛，肌肉粘连和短缩也会引起身体其他部位的疼痛。因此，肌肉功能障碍会引起许多关节疾病。

　　因此，要想正确治疗五十肩，就必须了解肌肉的功能，并对其位置关系有一个直观的认识。本章将介绍五十肩涉及的每块肌肉的功能及其评估。

　　肌肉功能障碍可分为两大类："肌力下降（包括肌肉输出力量减少）"和"肌肉挛缩"。不言而喻，两者都很重要，但从临床角度来看，笔者更强调"肌肉挛缩"。原因有很多，但主要是在疼痛方面，越早从评估中发现影响疼痛的肌肉挛缩并加以改善，就能越早消除疼痛。此外，当肌肉挛缩得到改善时，关节就能以更正常的轨迹运动，肌肉力量也能得到相应的改善。肌肉挛缩大致可分为"痉挛"（见图 2.1）和"短缩"（见图 2.2）。

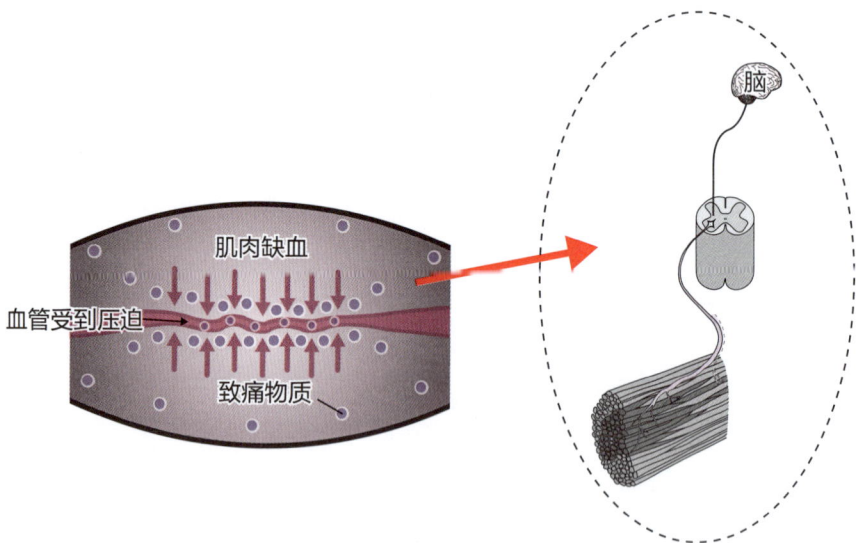

图 2.1　痉挛

肌肉痉挛是指肌肉处于痉挛和缺血状态，这种状态的产生与意识无关。它是基于脊髓反射，即运动神经的动作电位增强，导致肌肉内的血管受到压迫，从而导致缺血。肌肉需要充足的血液供应，缺血会导致血液循环受阻，肌肉细胞就会逐渐退化，并在此过程中释放出致痛物质。痉挛与短缩的区别在于，在肌肉痉挛时对其施加压力可以观察到压痛。

痉挛和短缩的区分在临床上很重要，因为两者的治疗方法不同。不过，在这两种情况下，肌肉挛缩都会导致肌腱和骨骼承受更大的负荷，肌腱最终会逐渐失去原有的特性。此外，随着时间的延长，肌腱和骨骼之间的负荷增加，肌腱可能会变得疼痛。此外，在某些情况下，肌腱可能会肿胀或部分断裂。例如，临床上常见的肩袖撕裂就是一个典型的例子。

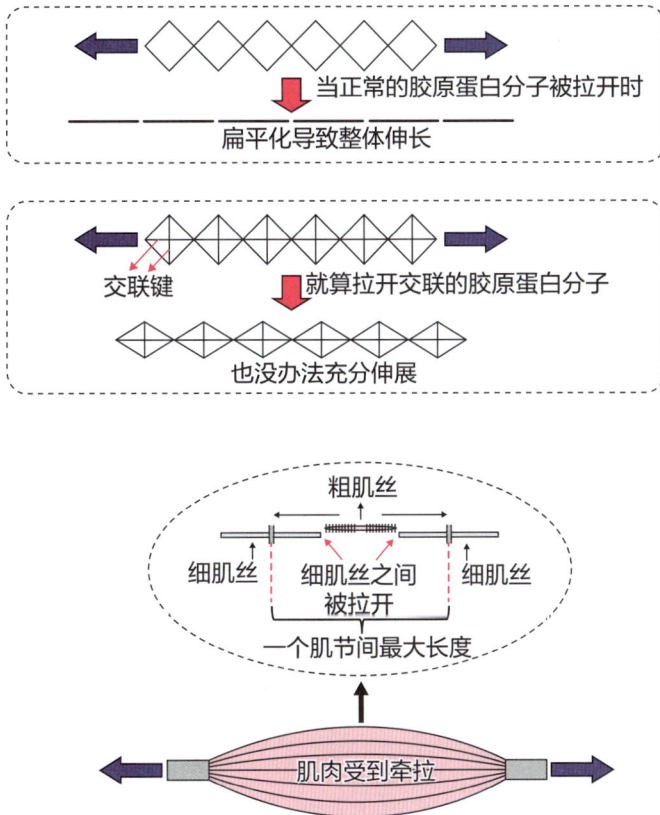

图 2.2　短缩（肌节的减少和纤维化）
当肌肉被拉伸时，在肌原纤维层面，相邻的细肌丝相对于粗肌丝会被拉开，从而导致肌节之间的牵拉。因此，沿长轴排成一行的肌纤维越多，肌纤维的伸展性就越大。肌肉节段越少，肌纤维的伸展性就越小，并发生短缩。
此外，由于胶原蛋白分子中交联键的形成，组织本身也会变得更硬，这增加了牵拉阻力，从而降低了肌纤维的伸展性，导致肌纤维短缩。

要区分肌肉痉挛和短缩，请参见表2.1。在五十肩的病例中，肌肉痉挛和短缩都可能发生，因此进行正确的评估并选择适当的治疗方法非常重要。

使肌肉无法收缩和放松的痉挛和短缩，是肌肉因某种原因产生痛觉（组织损伤应力）的结果。就五十肩而言，很多时候是由于构成关节的组织发炎，然后炎症从表面蔓延到保护关节的肌肉。

因此，考虑到时间上的发展，对于由肌肉因素导致的活动范围受限，需要对活动范围受限的肌肉进行准确评估。

五十肩的肌肉评估包括压痛评估和牵拉测试。压痛评估用于评估痉挛，牵拉测试用于评估短缩，但在临床实践中两者经常混用。下文将介绍这两种评估的要点，并介绍实际的评估方法。

表 2.1　肌肉痉挛和短缩的评估

肌肉	压痛	牵拉位	松弛位	等长收缩时痛	肌力下降
痉挛	有	紧张感增加，疼痛出现	紧张感减弱，但依然存在	开始时容易出现	容易出现
短缩	没有（很少出现）	紧张感增加	紧张感下降	很难出现	不容易出现

压痛评估

肌肉压痛是捕捉肌肉痉挛和炎症区域的重要观察现象。在进行压痛评估时，如果肌肉处于适度牵拉的位置，则更容易发现压痛。肌肉压痛一般在附着处、肌肉－肌腱过渡处和关节附近更为普遍，事先知道这一点有利于评估。

牵拉测试

肌肉牵拉测试基本上是引导肌肉的起止点相互远离，并评估其活动范围。如果肌肉牵拉测试结果呈阳性，还必须通过触诊确认肌肉是否紧张。这可以确认该肌肉是否为牵拉测试的限制因素。此外，由于肌肉以外的组织（如韧带和关节囊）也可能作为限制因素参与到每次牵拉测试中，因此还要进行其他评估，有必要全面判断挛缩的原因。

在进行涉及盂肱关节的肌肉牵拉测试时，肩胛骨固定也很重要。由于肩胛骨的位置会随着肩关节位置的变化而变化，因此最好事先固定肩胛骨的位置。

1.盂肱关节周围肌肉的功能及其评估

正如第1章所述，关节所需的功能是"灵活性"和"稳定性"，而这两项功能主要由软组织来提供。要了解软组织在灵活性和稳定性方面的功能，就必须对暴露在肩关节表面的浅层肌肉和从表面看不太明显且位于骨骼近端的深层肌肉有充分的了解。

浅层肌肉在关节的灵活性方面起着重要的作用，而深层肌肉则在关节的稳定性方面发挥着关键作用。包括五十肩在内的许多关节疾病都容易引起深层肌肉病变，关节失去支撑力被认为是深层肌肉病变的因素之一。此外，根据笔者的经验，疼痛发生的部位往往局限在靠近皮肤的浅层组织中，而在靠近关节的深层组织中疼痛的部位则可能显得较为模糊。

1) 浅层肌肉

肩关节的灵活性是由浅层肌肉提供的，这些肌肉包括三角肌、胸大肌和背阔肌。浅层肌肉的表面积较大，肌纤维根据运动方向不同可分为"上部、中部、下部"或"前部、中部、后部"。因此，在拉伸同一块肌肉时，有必要考虑要拉伸肌肉的哪些纤维。浅层肌肉的功能和评估如下所述。

（1）三角肌

　　三角肌分为前部纤维、中部纤维和后部纤维。前部纤维附着在锁骨上，中部纤维附着在肩峰上，后部纤维附着在肩胛冈上，在肱骨侧，它们都附着在三角肌粗隆上（见图 2.3）。前部纤维作用于肩关节的屈曲、内收、内旋，中部纤维作用于肩关节的外展，后部纤维作用于肩关节的伸展、内收、外旋。

　　下面针对压痛评估和牵拉测试来描述。就五十肩而言，三角肌的疼痛往往都是牵涉痛。在评估中，如果在按压三角肌时患者没有主诉疼痛，则应将三角肌排除在治疗范围之外。

① 三角肌前部纤维、中部纤维、后部纤维的压痛评估

　　三角肌的压痛常出现在三角肌粗隆附近，其中通常前部纤维和中部纤维的压痛最大。后部纤维通常附着于冈下肌，在这种情况下，附着部位会出现压痛。

　　在引导肩关节向外展方向伸展时，前部纤维会变得紧张，从而更容易确定压痛点（见图 2.4）。在引导肩关节向伸展、内收、外旋方向移动时，中部纤维的前部会因为紧张而便于确定压痛点；在引导肩关节向屈曲、内收、内旋方向移动时，中部纤维的后部会因为紧张而便于确定压痛点（见图 2.5）。在肩关节处于屈曲位并内旋约 45° 时，如果引导其向水平方向屈曲，后部纤维会因为紧张而更容易识别压痛点（见图 2.6）。

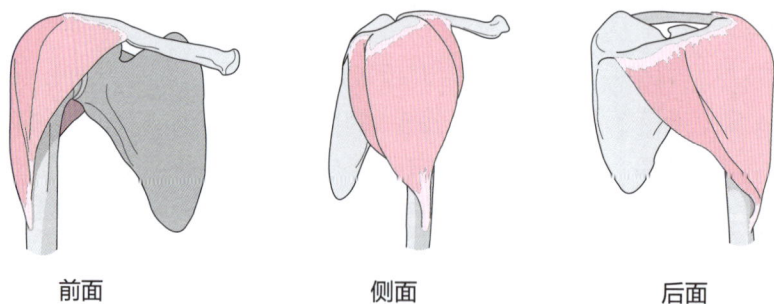

前面　　　　　　　　侧面　　　　　　　　后面

图 2.3　三角肌

三角肌的前部纤维附着在锁骨上，中部纤维附着在肩峰上，后部纤维附着在肩胛冈上，在肱骨侧，所有纤维都附着在三角肌粗隆上。

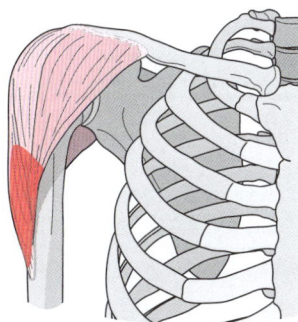

前部纤维

■ 压痛好发部位

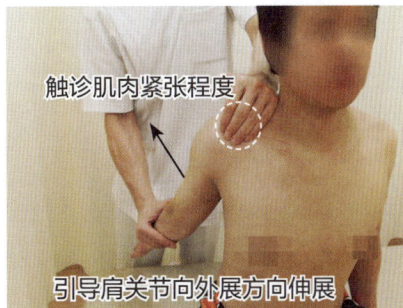

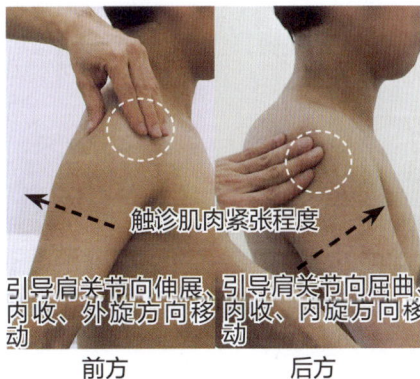

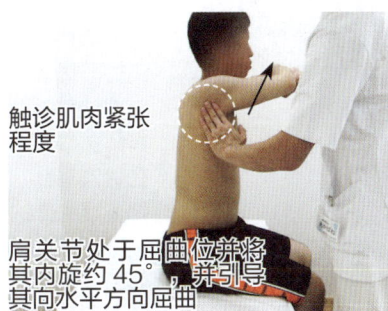

图 2.4　三角肌前部纤维的压痛评估

三角肌的压痛通常出现在三角肌粗隆附近。三角肌的压痛评估因其明显的凸起而易于实施，这样就更容易识别压痛部位。在引导肩关节向外展方向伸展时，三角肌前部纤维会紧张，从而更容易确定压痛部位。

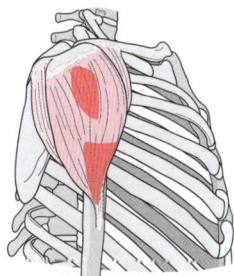

中部纤维

■ 压痛好发部位

图 2.5　三角肌中部纤维的压痛评估

引导肩关节向伸展、内收、外旋方向移动时，三角肌中部纤维的前部会因为紧张而更容易识别压痛部位；引导肩关节向屈曲、内收、内旋方向移动时，三角肌中部纤维的后部会因为紧张而更容易确定压痛部位。

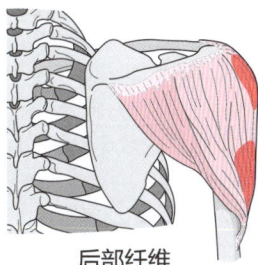

后部纤维

■ 压痛好发部位

图 2.6　三角肌后部纤维的压痛评估

三角肌后部纤维的压痛比较少见。在肩关节处于屈曲位时将其内旋约 45°，如果引导其向水平方向屈曲，三角肌后部纤维会紧张，因此更容易确定压痛部位。

② 三角肌前部纤维、中部纤维、后部纤维的牵拉测试

评估姿势为坐姿。在进行前部纤维牵拉测试时，起始体位是肩关节外展45°、内外旋中立位，肩胛骨被固定。从这个姿势开始，把上肢向后拉。如果向后拉的伸展角度达不到20°，则怀疑前部纤维的伸展性下降（见图2.7-a）。

在对中部纤维的前部进行牵拉测试时，起始体位是肩关节伸展20°、内外旋中立位，肩胛骨被固定。然后，让肩关节开始内收。如果内收未达到15°，则怀疑中部纤维的前部伸展性下降（见图2.7-b）。测试中部纤维的后部，将肩胛骨固定，肩关节屈曲20°、内外旋中立位作为起始体位。在此基础上，让肩关节内收。如果内收不能达到15°，则怀疑中部纤维后部伸展性下降（见图2.7-b）。

在对后部纤维进行牵拉测试时，起始体位为肩关节屈曲90°、内旋45°，肩胛骨被固定。从这个姿势开始，让肩关节水平屈曲。如果水平屈曲未达到20°，则怀疑后部纤维伸展性下降（见图2.7-c）。

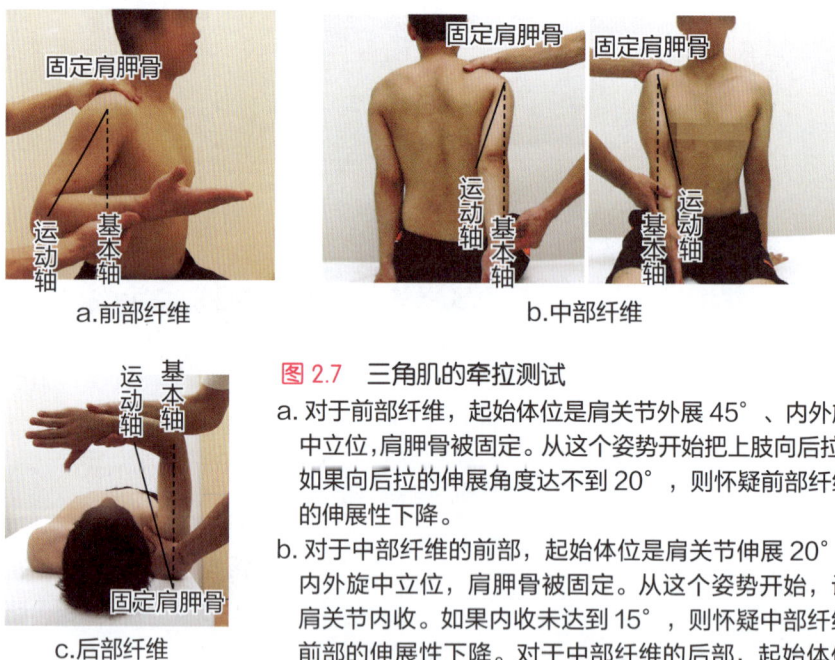

a.前部纤维

b.中部纤维

c.后部纤维

图2.7　三角肌的牵拉测试

a. 对于前部纤维，起始体位是肩关节外展45°、内外旋中立位，肩胛骨被固定。从这个姿势开始把上肢向后拉。如果向后拉的伸展角度达不到20°，则怀疑前部纤维的伸展性下降。

b. 对于中部纤维的前部，起始体位是肩关节伸展20°、内外旋中立位，肩胛骨被固定。从这个姿势开始，让肩关节内收。如果内收未达到15°，则怀疑中部纤维前部的伸展性下降。对于中部纤维的后部，起始体位是肩关节屈曲20°、内外旋中立位，肩胛骨被固定。在此基础上，让肩关节内收。如果内收未达到15°，则怀疑中部的纤维后部的伸展性下降。

c. 对于后部纤维，起始体位为肩关节屈曲90°、内旋45°，肩胛骨被固定。从这个姿势开始，让肩关节水平屈曲。如果水平屈曲达不到20°，则怀疑后部纤维的伸展性下降。

（2）胸大肌

胸大肌由三组纤维组成：锁骨部纤维、胸肋部纤维和腹部纤维，每组纤维在每个体位的作用都不同。胸大肌在每个体位对肱骨的作用如下。

在第1体位，锁骨部纤维作用于肱骨的上拉运动和肩关节的屈曲、内收、内旋运动，胸肋部纤维作用于肩关节的内收、内旋运动，腹部纤维几乎没有特定功能（见图 2.8-a）。

在第2体位，锁骨部纤维作用于肩关节的水平屈曲运动，胸肋部纤维作用于肩关节的水平屈曲、内收、内旋运动，腹部纤维作用于肩关节的水平屈曲、内收、内旋运动（见图 2.8-b）。

在第3体位，锁骨部纤维作用于肩关节的水平屈曲运动，胸肋部纤维作用于肩关节的水平屈曲、伸展、内旋运动，腹部纤维作用于肩关节的水平屈曲、伸展、内旋运动（见图 2.8-c）。

胸大肌的痉挛和短缩，会导致背部变弯。

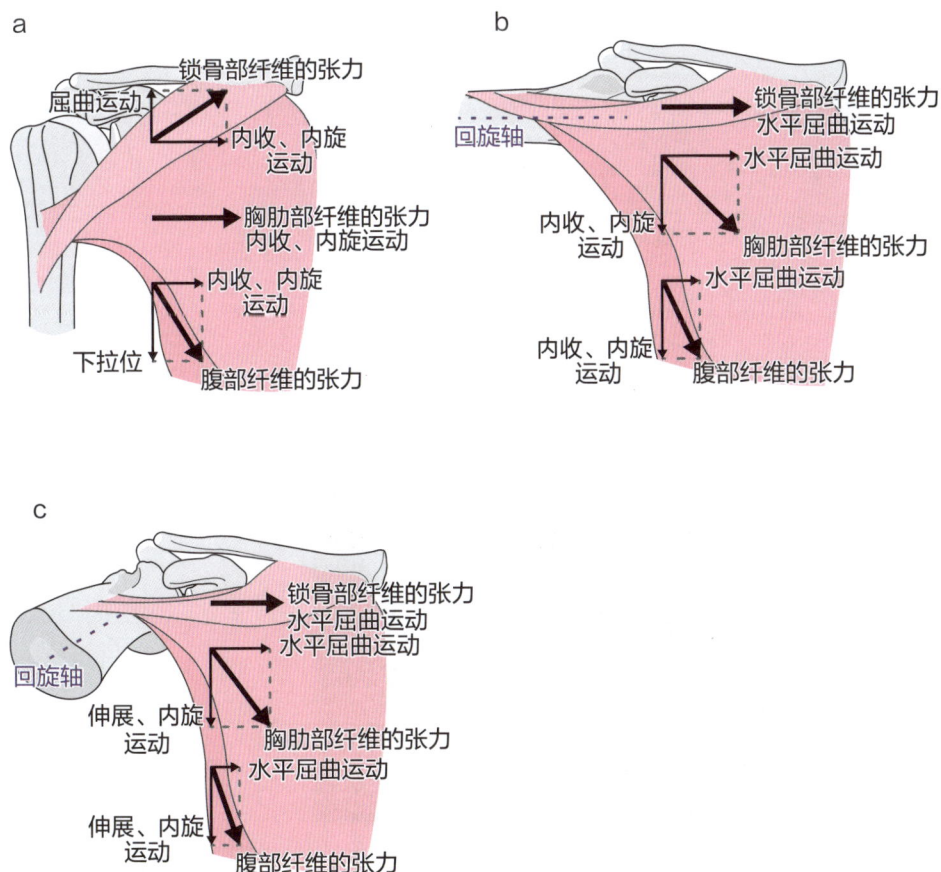

图 2.8　胸大肌
a. 胸大肌在第1体位的作用
b. 胸大肌在第2体位的作用
c. 胸大肌在第3体位的作用

① 胸大肌的压痛评估

胸大肌的压痛通常在从躯干过渡到上肢的附近区域出现。在肩关节轻度外展位向后牵拉上肢可触及锁骨部纤维（见图 2.9-a），在肩关节外展位引导肩关节向水平方向伸展可牵拉胸肋部纤维，因此容易触及压痛部位（见图 2.9-b）。

② 胸大肌的牵拉测试

评估姿势为仰卧位。患者应处于胸廓伸展位，胸部伸展，胸廓固定。注意不要过度弯曲颈椎。锁骨部纤维牵拉测试的起始体位是肩关节外展 40°、内外旋中立位，从这个姿势开始向后牵拉上肢。如果在向后牵拉的平面上，伸展的角度达不到 20°，则怀疑锁骨部纤维伸展性下降（见图 2.10-a）。

胸肋部纤维牵拉测试的起始体位是肩关节外展 90°、内外旋中立位，从这个姿势开始水平伸展肩关节。如果水平伸展达不到 20°，则怀疑胸肋部纤维的伸展性下降（见图 2.10-b）。

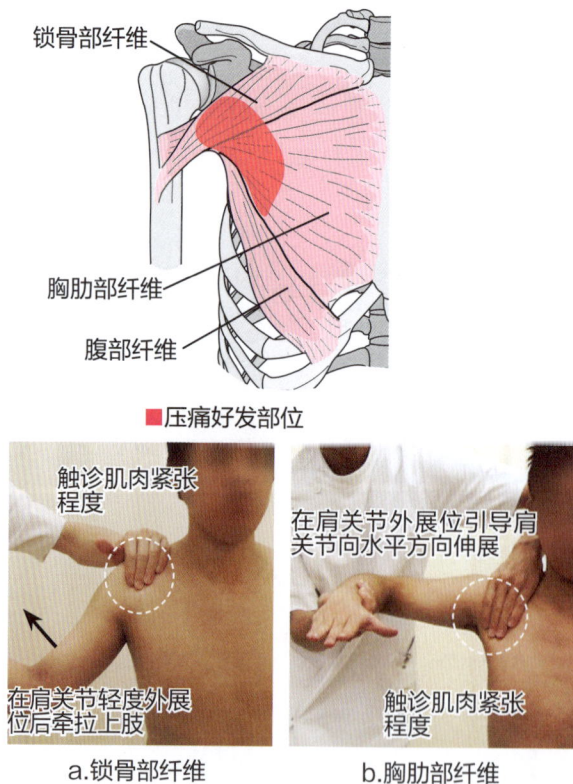

锁骨部纤维

胸肋部纤维

腹部纤维

■压痛好发部位

触诊肌肉紧张程度

在肩关节外展位引导肩关节向水平方向伸展

在肩关节轻度外展位后牵拉上肢

触诊肌肉紧张程度

a.锁骨部纤维　　　　　b.胸肋部纤维

图 2.9　胸大肌的压痛评估

a. 锁骨部纤维的压痛评估，在肩关节轻度外展位将上肢向后牵拉会出现肌肉紧张，因此更容易确定压痛部位。

b. 胸肋部纤维的压痛评估，在肩关节外展位引导肩关节向水平方向伸展时会出现肌肉紧张，因此更容易确定压痛部位。

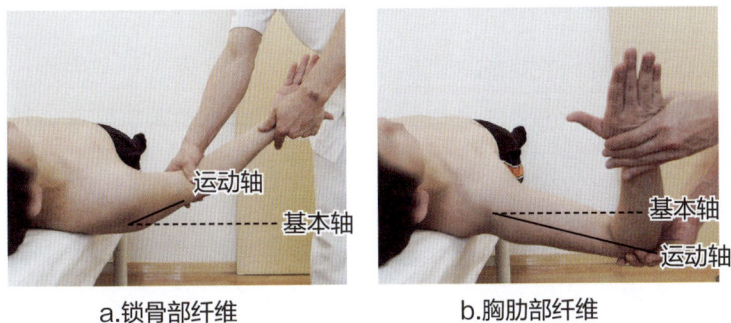

a.锁骨部纤维　　　　　　b.胸肋部纤维

图 2.10　胸大肌牵拉测试

a. 进行锁骨部纤维牵拉测试时，起始体位为肩关节外展 40°、内外旋中立位。从这个姿势开始将上肢向后牵拉。如果在向后牵拉的平面上，伸展角度达不到 20°，则怀疑锁骨部纤维的伸展性下降。

b. 进行胸肋部纤维牵拉测试时，起始体位为肩关节外展 90°、内外旋中立位。从这个姿势开始将肩关节水平伸展。如果水平伸展未达到 20°，则怀疑胸肋部纤维的伸展性下降。

（3）背阔肌

背阔肌由胸椎棘突、腰骶椎棘突、髂嵴、肋骨下区和肩胛骨下角部的四组纤维组成。背阔肌的止点和大圆肌的止点一样，都在小结节处，在背阔肌和大圆肌交界处的近端，两者之间存在肌腱下滑囊——可以减少两者之间的摩擦。

此外，背部后弯时背阔肌也会被牵拉，因此在背部后弯的情况下，这块肌肉会成为肩关节上举的限制因素（见图 2.11）。

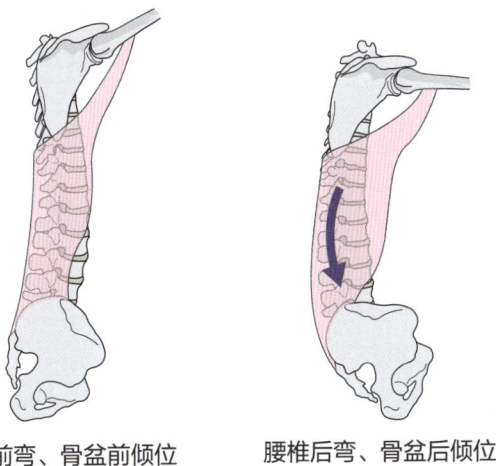

腰椎前弯、骨盆前倾位　　　　　腰椎后弯、骨盆后倾位

图 2.11　背阔肌

背阔肌在躯干侧附着于肩胛骨下角、胸椎、腰骶椎和髂嵴，在肱骨侧附着于小结节。在胸椎后弯、腰椎后弯和骨盆后倾时，背阔肌被牵拉，静态张力较大，从而限制了肩关节的上举。

① 背阔肌的压痛评估

　　由于背阔肌在肩胛骨外侧缘的大圆肌前方环绕，因此靠近下角的最上部纤维经常会出现压痛。因此，背阔肌的压痛评估是通过触诊肩胛骨下角尾部的肌腹进行的。从肩关节到小结节，由于是肌腱，该部位很少出现压痛。

　　评估姿势为侧卧位，胸椎、腰椎后弯，骨盆后倾，使背阔肌被牵拉。在肩关节外旋位引导肩关节屈曲，屈曲超过120°时可感受到肌肉紧张，从而更容易识别压痛点（见图2.12）。

② 背阔肌的牵拉测试

　　评估姿势为侧卧位，两髋关节最大限度屈曲，胸椎、腰椎后弯，骨盆后倾，起始体位为肩关节内外旋中立位。从这个体位开始，让肩关节开始屈曲，如果屈曲不能达到120°，则怀疑背阔肌的伸展性下降（见图2.13）。

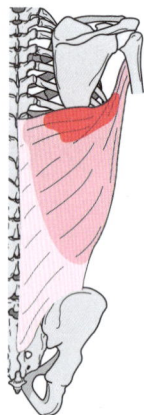

■ 压痛好发部位

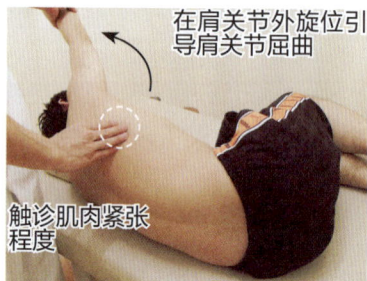

图 2.12　背阔肌的压痛评估
背阔肌的压痛通常出现在靠近下角的最上部纤维。

在肩关节外旋位引导肩关节屈曲

触诊肌肉紧张程度

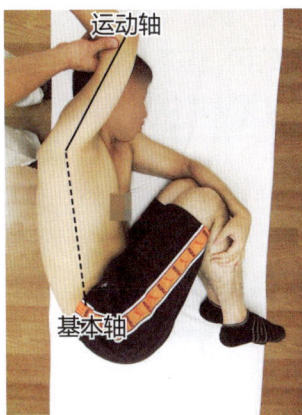

图 2.13　背阔肌的牵拉测试
两髋关节最大限度屈曲，胸椎、腰椎后弯，骨盆后倾，
起始体位为肩关节内外旋中立位。如果肩关节屈曲达不
到120°，则怀疑背阔肌的伸展性下降。

2）深层肌肉

　　与肩关节相关的深层肌肉包括冈上肌、冈下肌、小圆肌、肩胛下肌和
大圆肌（见图2.14）。在五十肩患者中，这些肌肉的痉挛或短缩往往会导致
关节活动范围减小和疼痛。下文将讨论深层肌肉的功能及其评估。

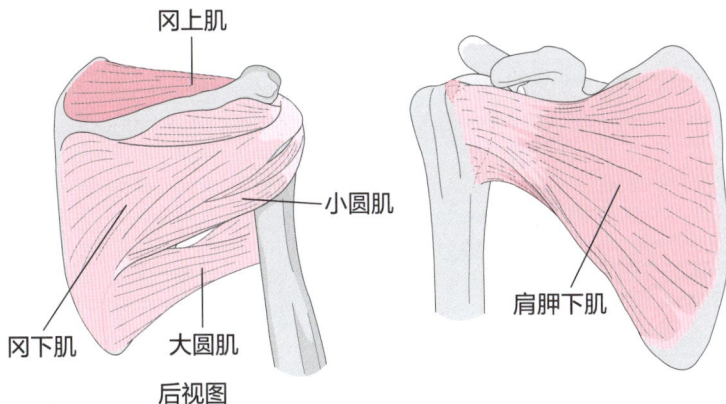

图 2.14　深层肌肉
与肩关节相关的深层肌肉包括冈上肌、冈下肌、小圆肌、肩胛下肌和大圆肌。

（1）冈上肌

冈上肌附着于肩胛骨侧的冈上窝和肱骨侧的大结节（上侧）。肩胛骨平面内收时，冈上肌被牵拉；外展时则收缩。它还具有形成支点的作用，将肱骨头拉向关节盂（见图 2.15）。

冈上肌和冈下肌的挛缩还会使肩关节外展运动中的肌肉输出力量下降，从而降低肩关节的支撑力。这些肌肉的挛缩还会造成上部支撑组织的粘连，与五十肩的疼痛密切相关。此外，冈上肌和冈下肌容易发生撕裂，这也与上部支撑组织的粘连和周围疼痛有很大关系。因此，在五十肩的临床治疗中，需要对这些肌肉进行正确的评估和治疗。

① 冈上肌的压痛评估

冈上肌的压痛常出现在冈上窝内侧四分之一处，也可能出现在肩峰下内侧区域。前部纤维在上角附近、后部纤维在肩胛冈上缘有显著的压痛（见图 2.16）。要进行前部纤维的压痛评估，可以从冈上窝到上角附近进行触诊，并引导肩关节伸展、内收、外旋，这样可使前部纤维紧张，从而更容易确定压痛部位。要进行后部纤维的压痛评估，可以从冈上窝触诊至肩胛冈上缘，并引导肩关节伸展、内收、内旋，使后部纤维紧张，从而更容易确定压痛部位。

② 冈上肌的牵拉测试

评估姿势为坐位，肩关节外展 45°，肩胛骨被固定。前部纤维牵拉测试的起始体位是肩关节外旋 30°。如果从这个体位开始，使肩关节内收，不能达到内收 / 外展 0° 位的情况，则怀疑前部纤维伸展性下降（见图 2.17-a）。

后部纤维牵拉测试的起始体位是肩关节内旋 30°。如果随后肩关节内收，不能达到内收 / 外展 0° 位的情况，则怀疑后部纤维伸展性下降（见图 2.17-b）。

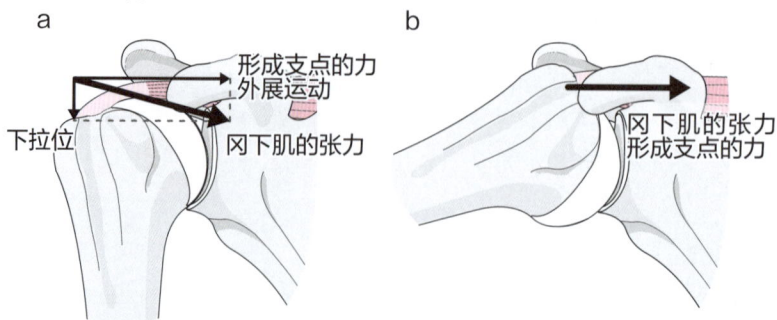

图 2.15　冈上肌对肱骨的作用
a. 下垂位时冈上肌的作用
b. 上举位时冈上肌的作用

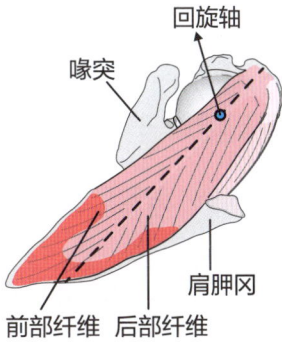

回旋轴

喙突

肩胛冈

前部纤维　后部纤维

■ 压痛好发部位

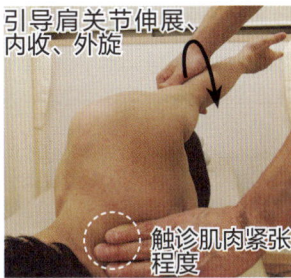

引导肩关节伸展、内收、外旋

触诊肌肉紧张程度

a.前部纤维

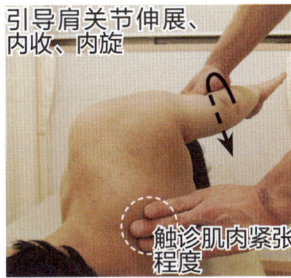

引导肩关节伸展、内收、内旋

触诊肌肉紧张程度

b.后部纤维

图 2.16 冈上肌的压痛评估

a. 要进行前部纤维的压痛评估，应触诊冈上窝并进一步触诊到上角附近。当引导肩关节伸展、内收、外旋时，前部纤维会紧张，从而更容易确定压痛部位。

b. 要进行后部纤维的压痛评估，可触诊冈上窝并继续触诊至肩胛冈上缘。当引导肩关节伸展、内收、内旋时，后部纤维会紧张，从而更容易确定压痛部位。

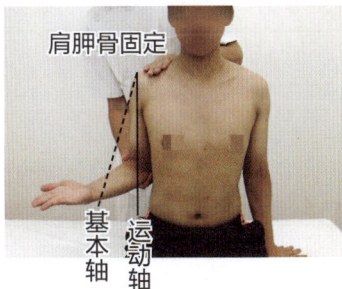

肩胛骨固定

基本轴　运动轴

a.前部纤维

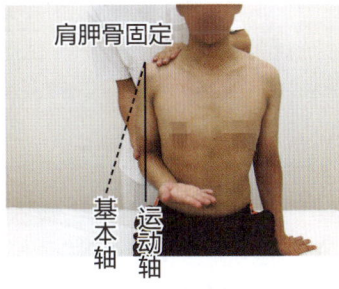

肩胛骨固定

基本轴　运动轴

b.后部纤维

图 2.17 冈上肌的牵拉测试

固定肩胛骨是在肩关节外展 45°的情况下进行的。

a. 对于前部纤维牵拉测试，起始体位是肩关节外旋 30°。如果从这个体位开始，肩关节内收，内收 / 外展达不到 0°的情况，则怀疑前部纤维伸展性下降。

b. 对于后部纤维牵拉测试，起始体位是肩关节内旋 30°。如果从这个体位开始，肩关节内收，内收 / 外展达不到 0°的情况，则怀疑后部纤维伸展性下降。

（2）冈下肌

冈下肌分为上部纤维和下部纤维，分别附着在肩胛骨侧冈下窝的上方和下方，并全部附着在肱骨侧的大结节（从中间到前面）上。上部纤维在肩关节于第 1 体位内旋时被牵拉，外旋时收缩；下部纤维则在肩关节于第 2 体位内旋时被牵拉，外旋时收缩。

与冈上肌一样，冈下肌也会导致上部支撑组织粘连，并与五十肩的疼痛密切相关。

① 冈下肌的压痛评估

冈下肌的压痛常出现在上部纤维的肩胛冈下缘附近和下部纤维的肩胛骨外侧缘附近，在盂肱关节后方尤为突出（见图 2.18）。要进行上部纤维的压痛评估，可触诊肩胛冈的下缘，然后继续触诊到盂肱关节。在肩关节处于伸展状态时将其向内旋方向引导，使上部纤维紧张，从而更容易确定压痛部位。要进行下部纤维的压痛评估，可触诊小圆肌的近端，然后继续触诊到盂肱关节。在肩关节处于外展状态时将其向内旋方向引导，下部纤维会紧张，从而更容易确定压痛部位。

② 冈下肌的牵拉测试

评估姿势为仰卧位。进行上部纤维牵拉测试时，起始体位为肩关节屈曲 30°，肩胛骨被固定在肩关节内外旋中立位。从这个体位开始，使肩关节内旋。如果肩关节内旋达不到 90°，则怀疑上部纤维伸展性下降（见图 2.19-a）。对于下部纤维牵拉测试，起始体位是肩关节外展 90°，肩胛骨被固定在肩关节内外旋中立位。从这个体位开始，使肩关节内旋。如果肩关节内旋未达到 30°，则怀疑下部纤维伸展性下降（见图 2.19-b）。

（3）小圆肌

小圆肌附着于肩胛骨侧的外侧缘和肱骨侧的大结节后方。它与冈下肌共同作用于肩关节外旋，尤其是在第 3 体位，小圆肌的功能得到加强。它还与后方关节囊相连，在肩关节外旋时发挥着防止后方关节囊被挤压的重要作用。

小圆肌和其他组织共同构成了一个四边孔（以下简称 QLS*），腋神经就从这里穿过。因此，这块肌肉的挛缩与腋神经受压迫有关。如果三角肌周围出现疼痛，应首先对这块肌肉进行评估和治疗，并诊断其与腋神经区域疼痛的关系。构成 QLS 的 3 块肌肉——肱三头肌长头、大圆肌、小圆肌相互之间有纤维连接，因此必须综合缓解它们的紧张。

---

* QLS 是由小圆肌、大圆肌、肱三头肌长头和肱骨外科颈组成的解剖间隙。

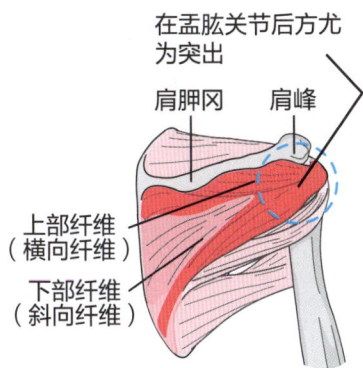

在盂肱关节后方尤
为突出

肩胛冈　肩峰

上部纤维
（横向纤维）

下部纤维
（斜向纤维）

■压痛好发部位

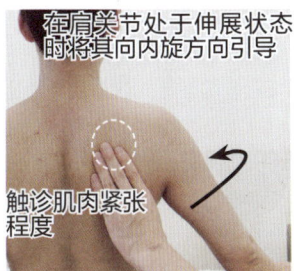

a.上部纤维

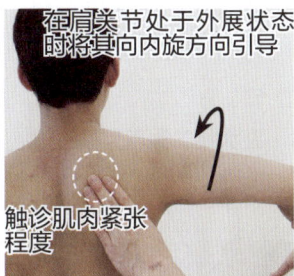

b.下部纤维

图 2.18　冈下肌的压痛评估

a. 要进行上部纤维的压痛评估，可触诊肩胛冈的下缘，然后触诊至盂肱
关节。在肩关节处于伸展状态时将其向内旋方向引导，上部纤维将紧张，
这样更容易确定压痛部位。

b. 要进行下部纤维的压痛评估，可触诊小圆肌的近端，然后触诊至盂肱
关节。在肩关节处于外展状态时将其向内旋方向引导，下部纤维将紧张，
这样更容易确定压痛部位。

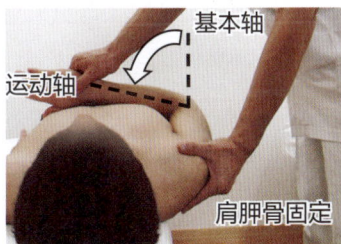

a.上部纤维

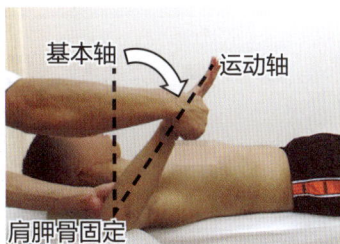

b.下部纤维

图 2.19　冈下肌的牵拉测试

a. 进行上部纤维牵拉测试时，起始体位为肩关节屈曲 30°（通常下垂位更合适，
因为内旋会对躯干造成冲击），肩胛骨被固定在肩关节内外旋中立位。让肩关
节从这个体位开始内旋。如果内旋达不到 90°，则怀疑上部纤维伸展性下降。

b. 进行下部纤维牵拉测试时，起始体位为肩关节外展 90°，肩胛骨被固定在肩
关节内外旋中立位。让肩关节从这个体位开始内旋。如果内旋未达到 30°，
则怀疑下部纤维伸展性下降。

① 小圆肌的压痛评估

　　小圆肌的压痛可以在其上、下肌束的整个走行中被识别，在大结节附着处附近尤为明显（见图 2.20）。此外，在存在 QLS 区域压痛的病例中，小圆肌的压痛往往更为明显。要进行小圆肌的压痛评估，可触诊肩胛骨外侧缘的近端部分，然后触诊至肱骨大结节。在肩关节屈曲时将其向内旋方向引导，小圆肌会紧张，压痛部位更容易识别。

② 小圆肌的牵拉测试

　　评估姿势为坐位。进行小圆肌牵拉测试时，肩关节屈曲 90°，肩胛骨被固定在肩关节内外旋中立位。让肩关节从这个体位开始内旋。如果内旋达不到 30°，则怀疑小圆肌伸展性下降（见图 2.21）。

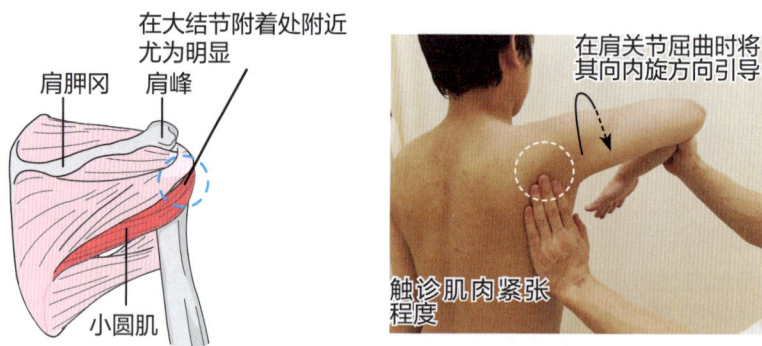

■压痛好发部位

图 2.20　小圆肌的压痛评估

要进行小圆肌的压痛评估，可触诊肩胛骨外侧缘的近端部分，然后触诊至肱骨大结节。在肩关节屈曲时将其向内旋方向引导，小圆肌会紧张，压痛部位更容易识别。

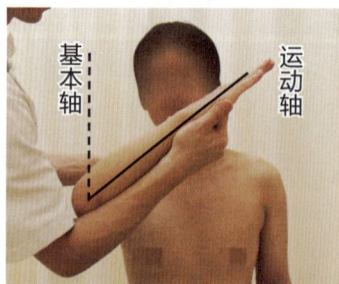

图 2.21　小圆肌的牵拉测试

在进行小圆肌牵拉测试时，以肩关节屈曲 90°，肩胛骨被固定在肩关节内外旋中立位为起始体位。让肩关节从这个体位开始内旋。如果内旋达不到 30°，则怀疑小圆肌伸展性下降。

（4）肩胛下肌

肩胛下肌分为上部纤维和下部纤维，分别附着于肩胛骨侧冈下窝的上方和下方，以及肱骨侧的小结节。上部纤维在肩关节于第 1 体位外旋时被牵拉，内旋时收缩；下部纤维在肩关节于第 2 体位外旋时被牵拉，内旋时收缩。

肩胛下肌与肩袖间隙周围的挛缩和疼痛有关。如果该肌肉挛缩，改善挛缩并增加肩关节在第 1 体位和第 2 体位的外旋范围有助于改善肩袖间隙周围的疼痛。上部纤维通常附着在喙肱韧带上。下部纤维的肌实质含量较高，是五十肩患者最容易发生短缩的肌肉之一。

① 肩胛下肌的压痛评估

在肩胛骨外侧和小结节处可触及肩胛下肌，冈下窝外侧缘周围（胸大肌深部）和上部纤维、下部纤维常有压痛（见图 2.22）。

要进行上部纤维的压痛评估，可将肩关节置于轻度外展位，并触诊肩胛骨外侧缘的最上部纤维。内收肩关节并将其向外旋方向引导，上部纤维会紧张，压痛部位也更容易确定。

要进行下部纤维的压痛评估，可在肩胛骨外侧缘（大圆肌内侧部分）附近触诊。外展肩关节并将其向外旋方向引导，这样可使下部纤维紧张，压痛部位也更容易确定。

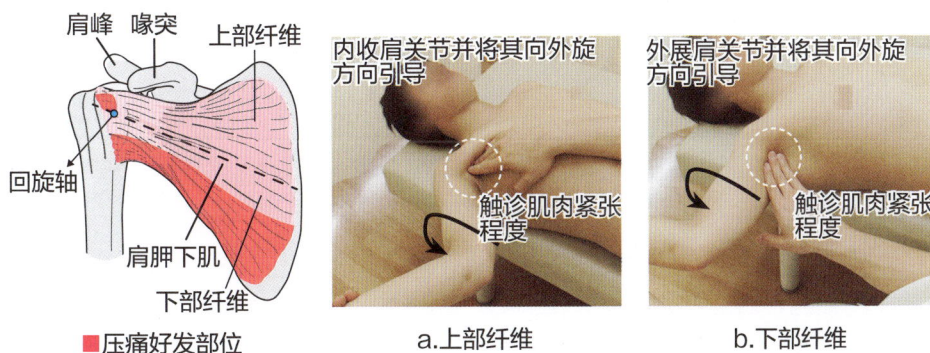

肩峰　喙突　上部纤维

回旋轴

肩胛下肌

下部纤维

■压痛好发部位

内收肩关节并将其向外旋方向引导

触诊肌肉紧张程度

a.上部纤维

外展肩关节并将其向外旋方向引导

触诊肌肉紧张程度

b.下部纤维

图 2.22　肩胛下肌的压痛评估

a. 要进行上部纤维的压痛评估，可将肩关节置于轻度外展位，并触诊肩胛骨外侧缘的最上部纤维。内收肩关节并将其向外旋方向引导，上部纤维会紧张，压痛部位也更容易确定。

b. 要进行下部纤维的压痛评估，可在肩胛骨外侧缘（大圆肌内侧部分）附近触诊。外展肩关节并将其向外旋方向引导，这样可使下部纤维紧张，压痛部位也更容易确定。

② 肩胛下肌的牵拉测试

评估姿势为仰卧位。进行上部纤维牵拉测试时，起始体位为肩关节下垂位，肩胛骨被固定在肩关节内外旋中立位。让肩关节从这个体位开始外旋。如果外旋未达到60°，则怀疑上部纤维伸展性下降（见图2.23-a）。

进行下部纤维牵拉测试时，起始体位为肩关节外展90°，肩胛骨被固定在肩关节内外旋中立位。让肩关节从这个体位开始外旋。如果外旋未达到90°，则怀疑下部纤维伸展性下降（见图2.23-b）。

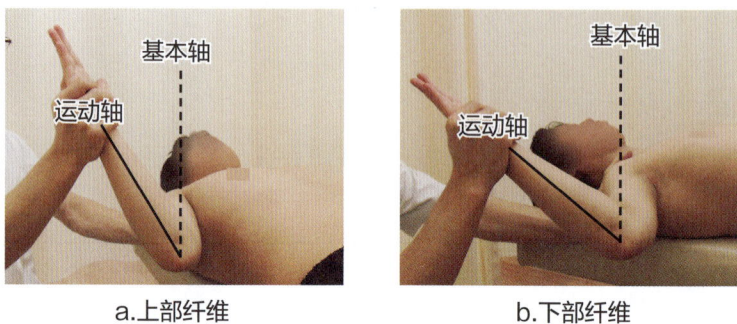

a.上部纤维　　　　　　　　　b.下部纤维

图2.23　肩胛下肌的牵拉测试

a. 进行上部纤维牵拉测试时，起始体位为肩关节下垂位，肩胛骨被固定在肩关节内外旋中立位。让肩关节从这个体位开始外旋。如果外旋未达到60°，则怀疑上部纤维伸展性下降。

b. 进行下部纤维牵拉测试时，起始体位为肩关节外展90°，肩胛骨被固定在肩关节内外旋中立位。让肩关节从这个体位开始外旋。如果外旋未达到90°，则怀疑下部纤维伸展性下降。

（5）大圆肌

大圆肌在肩胛骨侧附着于外侧缘至下角，在肱骨侧附着于小结节后部。大圆肌在肩关节于第3体位外旋时被牵拉，内旋时收缩。

这块肌肉不仅是肩关节屈曲的限制因素，而且与小圆肌和肱三头肌长头一起，当肩关节在伸展性不足的情况下屈曲时，会导致QLS变窄和腋神经区域疼痛。正如在对小圆肌的描述中提到的那样，构成QLS的肱骨外科颈、肱三头肌长头、大圆肌、小圆肌中的3块肌肉相互之间有纤维连接，因此综合缓解这些肌肉的紧张非常重要。

① 大圆肌的压痛评估

　　大圆肌的压痛通常沿其整个长度存在，在下角附着处附近尤为明显（见图 2.24）。

② 大圆肌的牵拉测试

　　评估姿势为坐位。大圆肌牵拉测试的起始体位是肩关节屈曲 90°，肩胛骨被固定在肩关节内外旋中立位。从这个体位开始，使肩关节外旋。如果外旋未达到 80°，则怀疑大圆肌伸展性下降（见图 2.25）。

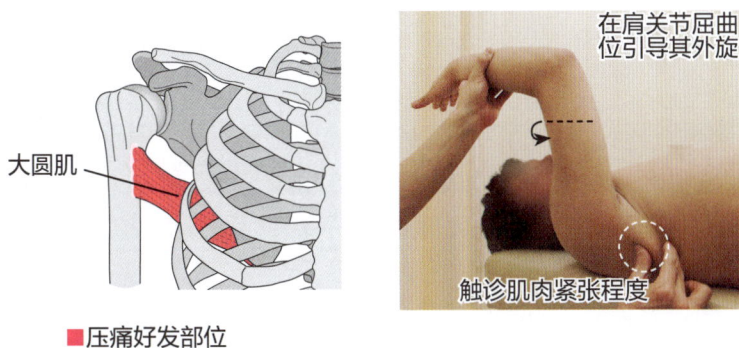

大圆肌

■压痛好发部位

在肩关节屈曲位引导其外旋

触诊肌肉紧张程度

图 2.24　大圆肌的压痛评估
要进行大圆肌的压痛评估，可触诊肩胛骨外侧缘的圆形肌束后方。在肩关节屈曲位引导其外旋，由于肌肉紧张，更容易确定压痛部位。

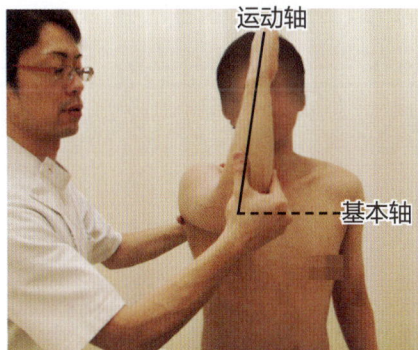

运动轴

基本轴

图 2.25　大圆肌的牵拉测试
进行大圆肌牵拉测试时，以肩关节处于屈曲 90°，肩胛骨被固定在肩关节内外旋中立位为起始体位。在此基础上，使肩关节外旋。如果外旋未达到 80°，则怀疑大圆肌伸展性下降。

2. 肩胛胸廓关节周围肌肉的功能及其评估

与肩胛胸廓关节相关的浅层肌肉主要使肩胛骨上回旋，而深层肌肉主要使肩胛骨下回旋。因此，浅层肌肉会增加肩关节的屈曲和外展活动度，而深层肌肉则会增加肩关节的伸展和内收活动度。而且，由于五十肩主要对盂肱关节造成损伤，如果患者学会如何围绕肩胛胸廓关节活动肩关节，就可以避免一些疼痛。也就是说，从炎症出现时的疼痛阶段开始，就必须增加肩胛胸廓关节的活动范围。

在评估肩胛胸廓关节时，因为其受到肩锁关节和胸锁关节的影响，所以很难单独评估。因此，建议采用综合评估法和观察法。笔者采用以下方法对肩胛带周围进行综合评估。这种评估方法在评估肩胛带周围整体僵硬程度时非常有用。

评估在侧卧位进行，髋关节屈曲 90°，肩胛骨呈下沉、内收、后倾、上回旋，骨盆固定（见图 2.26）。如果肩胛骨未触及床面，则结果呈阳性。如果结果呈阳性，则首先要怀疑肌肉伸展性下降，并通过触诊和拉伸肩胛提肌、菱形肌、胸小肌进行详细评估。

五十肩主要对盂肱关节为中心引发功能障碍，但很少引起肩胛胸廓关节周围肌肉的炎症，因此可以从早期开始将其作为治疗对象。肩胛胸廓关节周围肌肉的功能介绍如下。

对骨性标志的了解也有助于触诊时了解肩胛胸廓关节。简言之，耳垂后部对应第 1 颈椎，颈部根部对应第 7 颈椎，喉结对应第 3 颈椎。因此，将从耳垂后部到颈部根部的距离分成 7 等份，从而可以大致得出颈椎的水平位置。另外，肩胛骨的上角在第 2 胸椎水平，下角在第 7 胸椎水平，可以用与颈椎相同的方法大致计算出胸椎的位置（见图 2.27）。

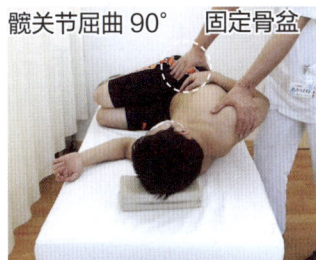 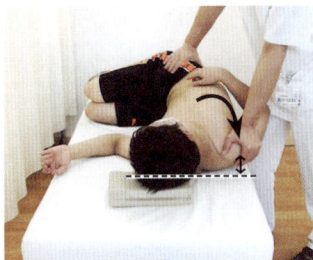

起始体位　　　　　　　　　　　　　　评估时

图 2.26　肩胛带周围的评估（评估体位：侧卧位）

髋关节屈曲 90°并固定骨盆，同时使肩胛骨下沉、内收、后倾、上回旋。如果肩胛骨触及床面，则测试结果呈阴性；如果未触及，则测量其与床面的距离。

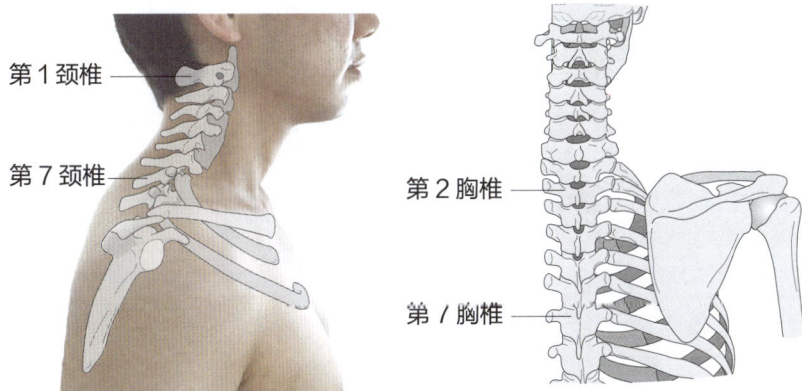

第 1 颈椎

第 7 颈椎

第 2 胸椎

第 7 胸椎

图 2.27　骨性标志

耳垂后部对应第 1 颈椎，颈部根部对应第 7 颈椎，喉结对应第 3 颈椎。肩胛骨上角位于第 2 胸椎水平，下角位于第 7 胸椎水平。

1) 浅层肌肉

　　影响肩胛胸廓关节的浅层肌肉包括斜方肌和前锯肌。在五十肩患者中，这些肌肉在患者努力进行肩关节运动时往往会出现僵硬。其中的一个因素是姿势：如果整个脊柱呈后弯状态，肩胛骨就会处于外展状态，使得斜方肌中下部纤维和前锯肌难以发挥力量。此外，当上肢抬起时，肩胛骨在这种姿势下会上举，而正常情况下肩胛骨会下沉。脊柱后弯使得旋转躯干和上举上肢的动作变得困难。

（1）斜方肌

斜方肌分为上部纤维、中部纤维和下部纤维。上部纤维附着在脊柱侧的颈椎和肩胛骨侧的锁骨上，中部纤维附着在脊柱侧的上胸椎和肩胛骨侧从肩峰到肩胛冈上，下部纤维附着于脊柱侧的下胸椎和肩胛骨侧的肩胛冈三角区（见图 2.28）。

上部纤维在肩胛骨下沉和下回旋时被牵拉，而中部纤维、下部纤维在肩胛骨内收、上回旋时收缩。

这块肌肉也很少发现压痛或伸展性下降。斜方肌上部纤维被认为是肩部僵硬肌，笔者认为肩部僵硬是由深层的肩胛提肌引起的。同样，斜方肌中部纤维的疼痛也被认为是由深层的菱形肌引起的。为此，斜方肌的压痛评估和牵拉测试在这里省略。

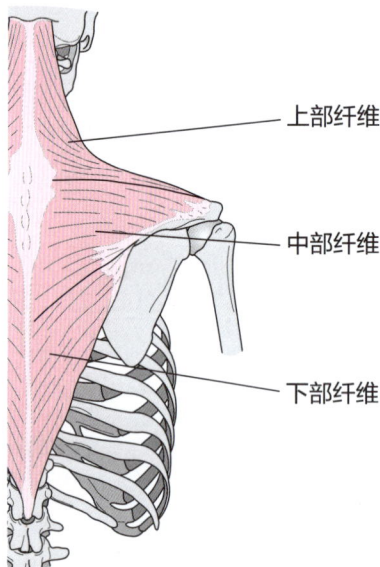

上部纤维

中部纤维

下部纤维

图 2.28　斜方肌

斜方肌分为上部纤维、中部纤维和下部纤维。上部纤维附着在脊柱侧的颈椎和肩胛骨侧的锁骨上，中部纤维附着在脊柱侧的上胸椎和肩胛骨侧从肩峰到肩胛冈上，下部纤维附着于脊柱侧的下胸椎和肩胛骨侧的肩胛冈三角区。

（2）前锯肌

前锯肌分为上部纤维和下部纤维，上部纤维附着在肋骨侧的第 1 ～ 2 肋上，下部纤维附着在第 3 ～ 9 肋上（见图 2.29）。

上部纤维在肩胛骨内收和上回旋时被牵拉，在肩胛骨外展和下回旋时收缩；下部纤维在肩胛骨内收和下回旋时被牵拉，在肩胛骨外展和上回旋时收缩。前锯肌是唯一参与限制肩胛骨内收的肌肉，改善这块肌肉的伸展性往往能增加肩关节的外展活动范围。这对改善疼痛弧也很重要。

① 前锯肌的压痛评估

　　前锯肌的压痛通常可在上部纤维处发现，但也可在有驼背姿势的五十肩患者的下部纤维处看到。上部纤维的压痛很容易在第 1 肋骨附着处发现，而且由于肌肉增厚，也很容易触诊到（见图 2.30）。

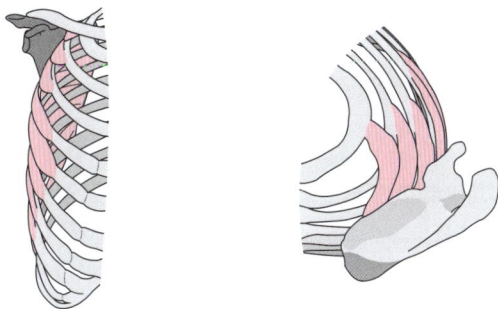

图 2.29　前锯肌
前锯肌分为上部纤维和下部纤维，上部纤维附着在肋骨侧的第 1 ~ 2 肋上，下部纤维附着在第 3 ~ 9 肋上。在肩胛骨侧，它附着在肋骨面的内侧缘。

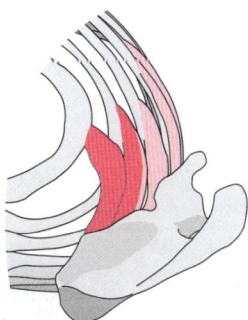

■压痛好发部位

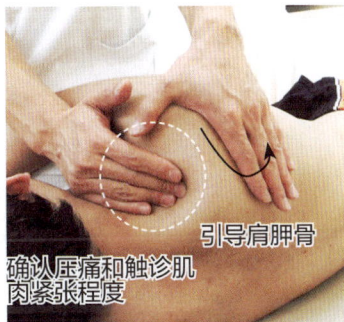

引导肩胛骨

确认压痛和触诊肌肉紧张程度

图 2.30　前锯肌的压痛评估
上部纤维的压痛通常在从肩胛骨上角向外侧延伸 2 横指、稍微偏向腹侧的第 1 肋骨部位附近被识别。由于肌肉增厚，所以不难触诊，但在触诊第 1 肋骨的同时将肩胛骨向内收和上回旋方向引导，可以更容易地识别肌肉紧张。

② 前锯肌的牵拉测试

评估姿势为侧卧位。进行上部纤维牵拉测试时，起始体位为肩关节屈曲，使肩胛骨上回旋、内收。如果发现上部纤维有牵拉痛，则怀疑上部纤维伸展性下降（见图 2.31-a）。进行下部纤维牵拉测试时，起始体位为肩关节下垂位，使肩胛骨下回旋、内收。如果下部纤维出现牵拉痛，则怀疑下部纤维伸展性下降（见图 2.31-b）。

2) 深层肌肉

影响肩胛胸廓关节的深层肌肉有肩胛提肌、大菱形肌、小菱形肌和胸小肌。当这些肌肉的伸展性下降时，肩胛骨的上回旋就会受到限制。这就限制了肩关节的屈曲和外展。

（1）肩胛提肌

肩胛提肌在肩胛骨侧附着于上角，在颈椎侧附着于第 1 ~ 4 颈椎横突（见图 2.32）。它在肩胛骨下沉和上回旋时被牵拉，在肩胛骨上举和下回旋时收缩。肩胛提肌是参与限制肩胛骨下沉的肌肉之一，在该肌肉短缩的情况下肩关节的上举也会抬高肩胛骨，造成肩峰下撞击。改善容易出现驼背的五十肩患者的肌肉伸展性是顺利治疗五十肩的前提。

① 肩胛提肌的压痛评估

肩胛提肌的压痛通常可在整个肌腹发现，但在肩胛骨上角尤为普遍，因为该处的肌纤维增粗，容易出现压痛（见图 2.33）。

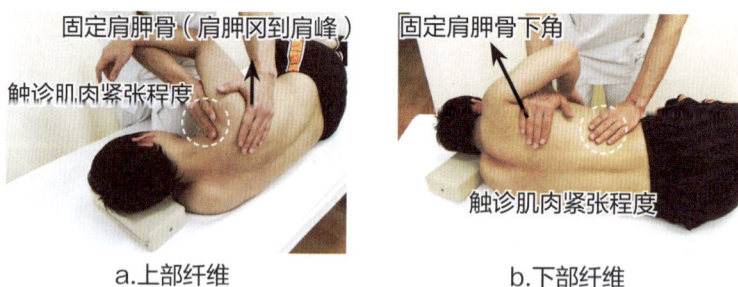

a.上部纤维　　　　　　b.下部纤维

图 2.31　前锯肌的牵拉测试

a. 上部纤维的牵拉测试以肩关节屈曲为起始体位，使肩胛骨上回旋、内收。如果发现上部纤维有牵拉痛，则怀疑上部纤维伸展性下降。

b. 对于下部纤维牵拉测试，起始体位为肩关节下垂位，使肩胛骨下回旋、内收。如果发现下部纤维有牵拉痛，则怀疑下部纤维伸展性下降。

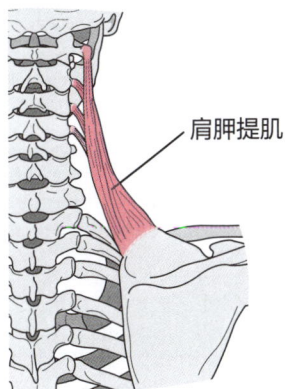

图 2.32   肩胛提肌
肩胛提肌在肩胛骨侧附着于上角，在颈椎
侧附着于第 1 ~ 4 颈椎横突。

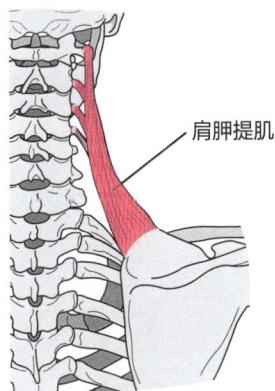

■压痛好发部位

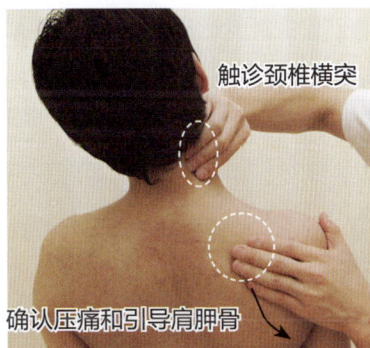

图 2.33   肩胛提肌的压痛评估
肩胛提肌的压痛通常可以在整个肌腹发现，但肩胛骨上角是一个压痛特
别常见的部位，肌纤维增粗，容易出现压痛。触诊第 1 ~ 4 颈椎横突
以确认压痛。如果将肩胛骨上角向下沉并向上回旋方向引导，就可以发
现紧张。

② 肩胛提肌的牵拉测试

评估姿势为坐位。进行肩胛提肌牵拉测试时，起始体位为肩关节下垂位，将颈椎向对侧侧屈，使肩胛骨上回旋、下沉。如果发现肩胛提肌有牵拉痛，则怀疑肩胛提肌伸展性下降（见图 2.34）。

（2）大菱形肌、小菱形肌

大菱形肌、小菱形肌附着于肩胛骨侧的内侧缘和脊柱侧的第 7 颈椎至第 5 胸椎的棘突（见图 2.35）。它在肩胛骨外展和上回旋时被牵拉，内收和下回旋时收缩。菱形肌是参与限制肩胛骨外展的肌肉之一。改善这块肌肉的伸展性往往能使肩关节在屈曲和做打结动作时的活动范围增大。这对改善疼痛弧也很重要。

① 菱形肌的压痛评估

菱形肌的压痛通常可以在整个肌腹发现，其中肩胛骨内侧缘肌纤维增粗，容易出现压痛（见图 2.36）。

② 菱形肌的牵拉测试

评估姿势为侧卧位。进行大菱形肌牵拉测试时，以肩关节屈曲为起始体位，将肩胛骨上回旋、外展，使大菱形肌被拉开，如果发现大菱形肌出现牵拉痛，则应怀疑大菱形肌的伸展性下降；进行小菱形肌牵拉测试时，起始体位为肩关节屈曲，将肩胛骨上回旋、外展，使小菱形肌被拉开，如果发现小菱形肌有牵拉痛，则怀疑小菱形肌的伸展性下降（见图 2.37）。

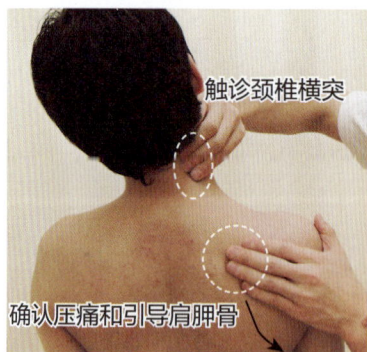

图 2.34　肩胛提肌的牵拉测试
（评估体位：坐位）
进行肩胛提肌牵拉测试时，起始体位为肩关节下垂位，将颈椎向对侧侧屈，使肩胛骨上回旋、下沉。如果发现肩胛提肌出现牵拉痛，则怀疑肩胛提肌伸展性下降。

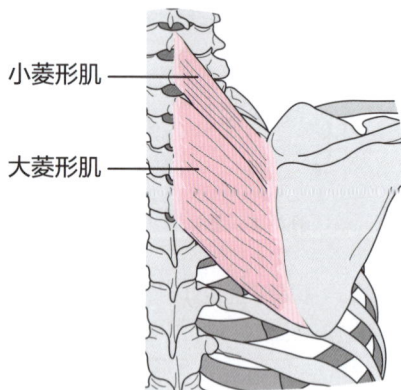

图 2.35　菱形肌
大菱形肌和小菱形肌在肩胛骨侧附着于内侧缘，在脊柱侧附着于第 7 颈椎至第 5 胸椎的棘突。

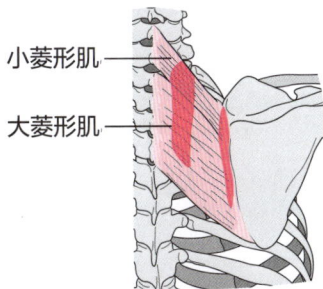

小菱形肌——

大菱形肌——

■压痛好发部位

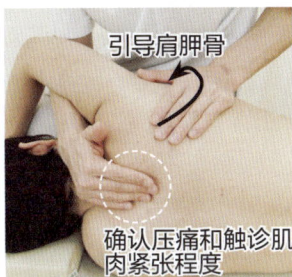

引导肩胛骨

确认压痛和触诊肌肉紧张程度

大菱形肌

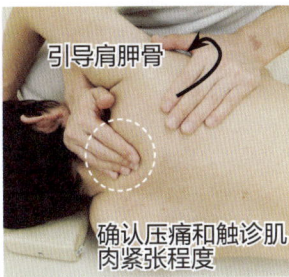

引导肩胛骨

确认压痛和触诊肌肉紧张程度

小菱形肌

图 2.36　菱形肌的压痛评估

菱形肌的压痛通常可以在整个肌腹发现，其中肩胛骨内侧缘肌纤维增粗，容易出现压痛。菱形肌压痛常出现在大菱形肌和小菱形肌的脊柱侧以及肩胛骨内侧缘。对大菱形肌进行压痛评估时，可以触诊肩胛冈三角区远端。当引导肩胛骨向外展、上回旋方向移动时，可发现压痛。小菱形肌的压痛评估，可触诊肩胛冈三角区近端。当引导肩胛骨向外展、上回旋方向移动时，可发现肌肉紧张。

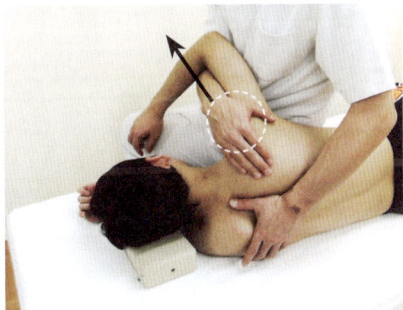

图 2.37　菱形肌的牵拉测试（评估体位：侧卧位）

进行大菱形肌牵拉测试时，以肩关节屈曲为起始体位，将肩胛骨上回旋、外展，使大菱形肌被拉开。如果发现大菱形肌出现牵拉痛，则怀疑大菱形肌的伸展性下降。

进行小菱形肌牵拉测试时，起始体位为肩关节屈曲，将肩胛骨上回旋、外展，使小菱形肌被拉开。如果发现小菱形肌有牵拉痛，则怀疑小菱形肌的伸展性下降。

（3）胸小肌

胸小肌附着在肋骨侧的第 3～5 肋和肩胛骨侧的喙突上（见图 2.38）。胸小肌在肩胛骨后倾和上回旋时被牵拉，前倾和下回旋时收缩。在五十肩的治疗中，首先应该考虑对那些需要伸展性和柔韧性的肌肉进行治疗。相反，如果在这些肌肉没有恢复的情况下就开始治疗，治疗肯定会陷入停滞，因此可以说这些肌肉是需要特别注意的。胸小肌的独特之处在于，由于解剖学原因，它不仅影响肩胛胸廓关节，还会影响盂肱关节。

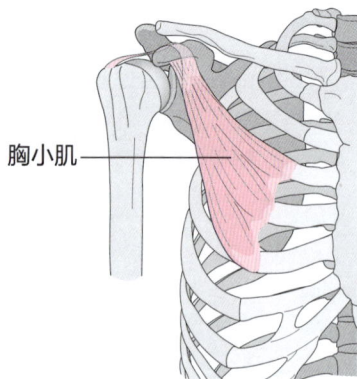

图 2.38　胸小肌

胸小肌附着于肋骨侧的第 3～5 肋以及肩胛骨侧的喙突。

① 胸小肌的压痛评估

胸小肌的压痛通常可在整个肌腹发现，但在喙突远端 2～3 横指处尤为多见，此处是压痛好发部位（见图 2.39），因为臂丛神经从中走行。

② 胸小肌的牵拉测试

评估姿势为坐位。胸小肌牵拉测试以肩关节下垂位为起始体位，将肩胛骨上回旋、后倾，同时让胸椎向同侧旋转，以增大伸展性。如果发现胸小肌出现牵拉痛，则应怀疑胸小肌伸展性下降（见图 2.40）。

胸小肌

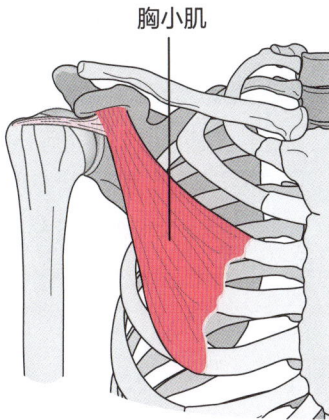

■压痛好发部位

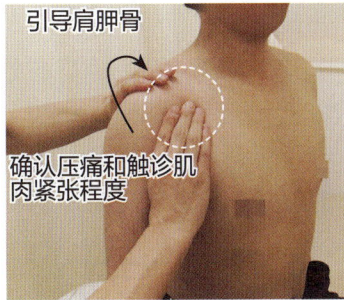

图 2.39　胸小肌的压痛评估

胸小肌的压痛通常可以在整个肌腹发现，但在喙突远端 2 ~ 3 横指处的压痛尤为明显，此处是压痛好发部位，因为臂丛神经从中走行。胸小肌的压痛可通过触诊喙突远端部位来确认。引导肩胛骨向上举、后倾、上回旋方向移动，可以确认是否存在紧张。

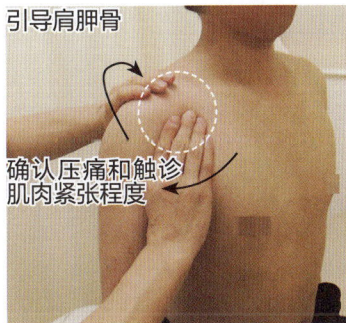

引导肩胛骨

确认压痛和触诊肌肉紧张程度

图 2.40　胸小肌的牵拉测试

进行胸小肌牵拉测试时，以肩胛骨下垂位为起始体位，使肩胛骨上回旋、后倾。同时，让胸椎向同侧旋转，以增大伸展性。如果发现胸小肌有牵拉痛，则应怀疑胸小肌伸展性下降。

3. 影响盂肱关节、肘关节的肌肉

在五十肩患者中，与盂肱关节、肩胛胸廓关节以及上臂和肘关节相连的肌肉经常会出现痉挛或短缩（见图 2.41）。虽然这些肌肉很少发生向心性挛缩，但它们是绝不能忽视的肌肉。此外，由于肩关节承受着来自肘关节的冲击力，横跨肘关节的肌肉经常会发生病变。因此，不仅不能忽视肩关节，也不能忽视肘关节。仔细观察五十肩患者的肘关节，往往会发现其屈伸幅度已达极限，前臂的内、外旋也受到限制。因此，对上肢进行全面评估非常重要。

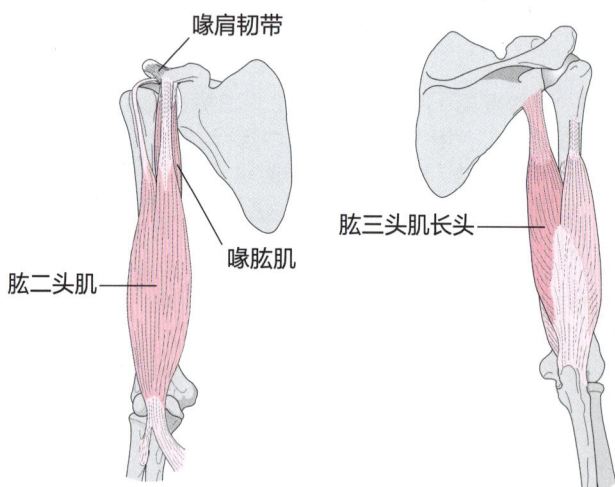

图 2.41　影响盂肱关节、肘关节的肌肉
五十肩患者除了盂肱关节和肩胛胸廓关节，附着于上臂和肘关节的肌肉也经常发生痉挛或短缩。

（1）肱二头肌

肱二头肌附着于肩胛骨侧，长头附着于肩胛骨盂上结节，短头附着于喙突，肱二头肌并附着于肘关节侧的桡骨粗隆和前臂屈肌腱膜。它在肩关节伸展、肘关节伸展、前臂旋后时被牵拉，在肩关节屈曲、肘关节屈曲、前臂旋前时收缩。肱二头肌长头是容易发炎和治疗停滞的肌肉之一。由于其受肌皮神经支配，该肌肉的疼痛往往呈带状分布在上臂前侧。在某些病例中，肱二头肌短头往往被肌皮神经直接穿透，当这块肌肉的肌内压力增加时，疼痛可能会出现在前臂外侧皮神经区域（前臂外侧），即肌皮神经的感觉支。

① 肱二头肌的压痛评估

肱二头肌的压痛多见于肌腱而非肌腹。肱二头肌长头在贯穿结节间沟的部位，而短头则是在喙突远端 1 ~ 2 横指的部位容易出现压痛。许多压痛病例，尤其是长头的压痛，往往与肱二头肌长头肌腱炎有关，治疗起来比较困难。短头的压痛较少，但一旦出现，其特点是喙肱肌也有压痛，因为它们有共同的肌腱（见图 2.42）。

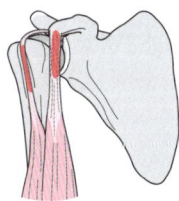

■压痛好发部位

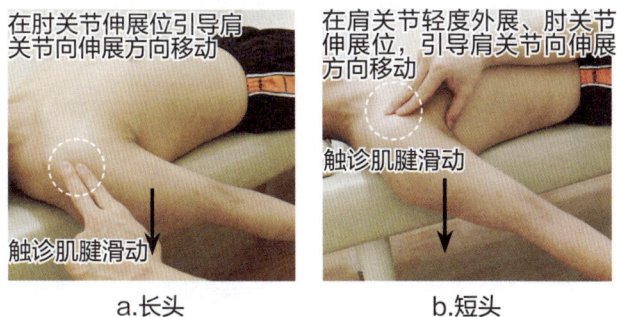

图 2.42　肱二头肌的压痛评估

a. 要评估长头的压痛，在肘关节伸展位引导肩关节向伸展方向移动，触诊结节间沟以发现沿头尾方向走行的肌腱，可确认压痛。

b. 要评估短头的压痛，应在肩关节轻度外展、肘关节伸展位引导肩关节向伸展方向移动，并触诊喙突的突起以发现共同肌腱，在表层可确认压痛。

② 肱二头肌的牵拉测试

评估姿势为坐位。长头牵拉测试的起始体位为肩关节下垂、内收和外旋位，肘关节处于伸展状态，肩胛骨固定。随后将肩关节进一步伸展以增大伸展性。如果长头出现牵拉痛，则应怀疑长头伸展性下降（见图 2.43–a）。短头牵拉测试的起始体位为肩关节外展 20°，肘关节处于伸展位，肩胛骨固定。将肩关节进一步伸展以增大伸展性。如果观察到短头出现牵拉痛，则应怀疑短头伸展性下降（见图 2.43–b）。

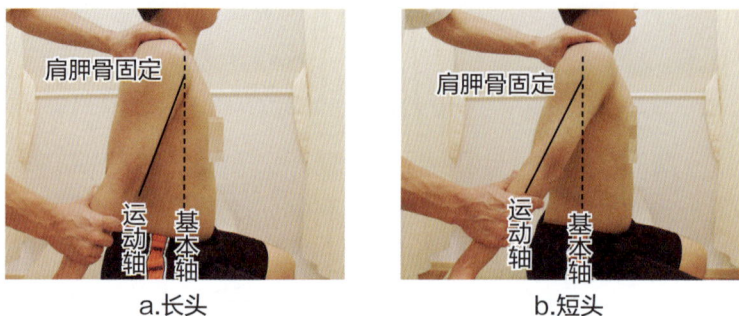

a.长头　　　　　　　　　b.短头

图 2.43　肱二头肌的牵拉测试

a. 进行长头牵拉测试时，起始体位是肩关节处于下垂、内收和外旋位，肘关节处于伸展位，肩胛骨固定。从这个体位开始进一步伸展肩关节。如果伸展达不到 30°，则怀疑长头伸展性下降。

b. 进行短头牵拉测试时，起始体位为肩关节外展 20°，肘关节处于伸展位，肩胛骨固定。从这个体位开始进一步伸展肩关节。如果伸展达不到 30°，则怀疑短头伸展性下降。

（2）喙肱肌

喙肱肌附着于肩胛骨侧的喙突和肱骨侧的中央内侧面。它在肩关节伸展和外展时被牵拉，屈曲和内收时收缩。由于肌皮神经直接穿过喙肱肌，因此当该肌肉的肌内压力增加时，肌皮神经的感觉支——前臂外侧皮神经区可能会出现疼痛。

① 喙肱肌的压痛评估

喙肱肌的压痛多见于肌腱处，而非肌腹，喙突远端 1 ~ 2 横指和肌腹中部是最常见的压痛部位（见图 2.44）。在水平伸展肩关节和做打结动作时，肌皮神经通过的肌腹出现压痛的病例，前臂外侧会出现疼痛，当压痛缓解后，前臂外侧疼痛也会随之缓解，同时活动范围也会增大。

② 喙肱肌的牵拉测试

评估姿势为仰卧位。对于喙肱肌的牵拉测试，起始体位为肩关节外展80°、内旋45°，进一步水平伸展肩关节以增大伸展性。如果水平伸展未达到30°，且在喙肱肌处观察到牵拉痛，则怀疑喙肱肌伸展性下降（见图2.45）。

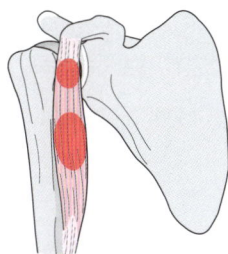

■压痛好发部位

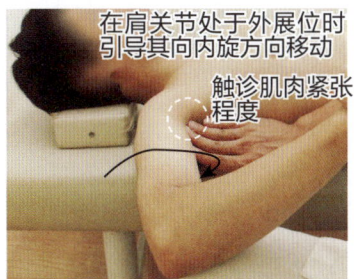

图 2.44　喙肱肌的压痛评估
喙肱肌的压痛常见于喙突附着处和肌腹的中央肌皮神经穿透的部位。评估时，触诊肱二头肌的短头和共同肌腱的内侧部分，并在肩关节处于外展位时引导其向内旋方向移动，这样更容易发现因紧张而导致的压痛。

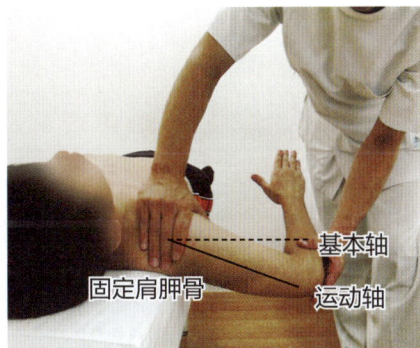

图 2.45　喙肱肌的牵拉测试
喙肱肌的牵拉测试以肩关节外展80°、内旋45°为起始体位，然后水平伸展肩关节以增大肌肉的伸展性。如果水平伸展未达到30°，且在喙肱肌处观察到牵拉痛，则怀疑喙肱肌伸展性下降。

（3）肱三头肌长头

肱三头肌长头附着于肩胛骨侧的关节下结节和肘关节侧的鹰嘴。肩关节和肘关节屈曲时肱三头肌长头被牵拉，肩关节和肘关节伸展时肱三头肌长头收缩。构成 QLS 的 3 块肌肉相互之间有纤维连接，因此综合地缓解它们的紧张是很重要的。

① 肱三头肌长头的压痛评估

肱三头肌长头的压痛通常可在关节下结节附近发现。由于肱三头肌是构成 QLS 的肌肉之一，因此压痛在该区域也很常见（见图 2.46）。由于这块肌肉的挛缩与腋神经受压迫有关，因此在三角肌周围出现疼痛时，最好首先评估和治疗这块肌肉，并检查其与腋神经支配区域疼痛的关系。

② 肱三头肌长头的牵拉测试

评估姿势为仰卧位。肱三头肌牵拉测试的起始体位是肩关节处于下垂位，肘关节处于最大屈曲位，从这个体位开始屈曲肩关节以增大伸展性。如果发现肱三头肌长头出现牵拉痛，则怀疑肱三头肌长头的伸展性下降（见图 2.47）。

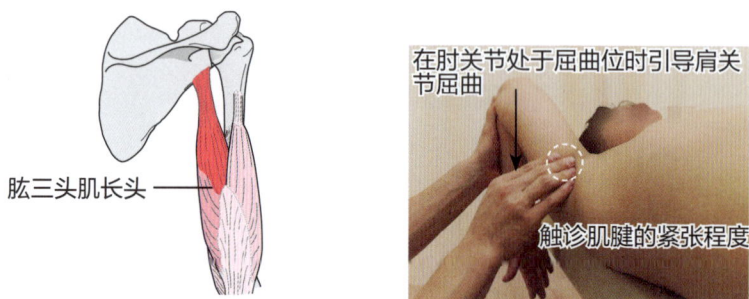

肱三头肌长头

在肘关节处于屈曲位时引导肩关节屈曲

触诊肌腱的紧张程度

■压痛好发部位

图 2.46　肱三头肌长头的压痛评估

肱三头肌长头的压痛通常出现在关节下结节附近区域。要评估肱三头肌长头的压痛，可触诊关节下结节，并在肘关节处于屈曲位时引导肩关节屈曲。这将有助于确定肌腱的松弛情况，并更容易确定压痛部位。

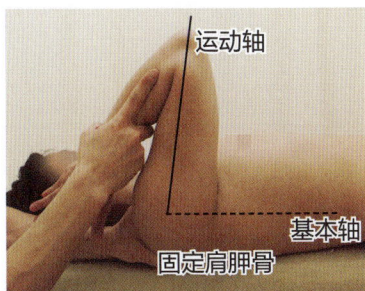

图 2.47　肱三头肌长头的牵拉测试
对于肱三头肌长头的牵拉测试，起始
体位是肩关节处于下垂位，肘关节处
于最大屈曲位。从这个体位开始屈曲
肩关节。如果屈曲达不到 80°，则怀
疑肱三头肌长头的伸展性下降。

总结

　　为了能对五十肩进行适当的治疗，本章介绍了影响五十肩的肌肉的功
能及其评估。在从疼痛期向挛缩期过渡的过程中，很多时候肌肉是导致挛
缩的因素。在疼痛期，有必要控制炎症引起的疼痛，同时增加肩部的活动
范围。因此，了解肩关节周围肌肉的功能解剖结构非常重要。而在挛缩期，
则需要评估和治疗，以便在炎症消退后消除盂肱关节的挛缩。本章介绍了
盂肱关节周围肌肉的压痛评估和牵拉测试，读者了解肌肉挛缩是痉挛还是
短缩，并进行临床实践，会取得更好的效果。

第 3 章
五十肩的病理

第3章 五十肩的病理

1. 五十肩的概念

五十肩是一种不论男女，在四五十岁容易发生的疾病，以肩关节周围疼痛和活动范围受限为主要症状，病因不明。顾名思义，它是一种在半年到两年内会自行缓解的疾病，通常是在症状缓解之后才被诊断为五十肩。

换句话说，即使患者被确诊为五十肩，在治疗阶段，主治医生也很难根据各种检查和临床经验判断为"可能是五十肩吧"，从而做出明确诊断。

五十肩也是一种奇怪的疾病，因为它被认为是衰老的标志，尽管是一种进行性疾病，却以自愈为前提。有研究表明，人自身的免疫系统可能错误地将自己的身体组织当作细菌或病毒来攻击，从而参与了炎症的发生。此外，糖尿病患者的五十肩发病率比非糖尿病患者高得多。令人惊讶的是，五十肩也可能发生在二三十岁的人身上，但年龄越小，往往恢复得越快。

下面简要介绍用于诊断五十肩的影像学检查结果和物理治疗师的体格检查结果。

1) 影像学检查结果

虽然在 X 线片上很少有明显的异常发现，但可观察到大结节骨硬化和肩峰骨质增生。此外，由于五十肩患者为了避免疼痛而呈现驼背姿势，所以可以观察到肩胛骨处于下回旋位，锁骨处于下垂位。

超声波成像适用于观察肩峰下滑囊、肩袖和肱二头肌长头肌腱等的病变情况。磁共振成像适用于观察软组织和骨骼的损伤程度，可提供超声波成像难以观察到的肩峰下滑囊和深层骨质的信息，但可能需要预约，难以获得实时信息。

2) 体格检查结果

对于五十肩，应检查肩关节的活动范围、肌紧张、疼痛部位和疼痛种类（如钝痛或剧痛）。在肩关节活动范围检查中，通过对比健侧和患侧可观察受限的活动方向和角度，并从中考虑僵硬的组织。在肌紧张测试中，通过对比健侧和患侧可观察肌力输出的方向和肌无力的程度，并从中考虑变弱的肌肉。疼痛部位和疼痛种类的检查考虑的是可能有压痛的组织。

骨科医生从影像学和体格检查结果中收集了大量信息，并将每一条信息联系起来，整合剖析是什么阻碍了关节活动，是什么导致了肌肉无力，是什么导致了疼痛，从而缩小疾病的根源范围。

2. 五十肩的病理分期

五十肩的一个特点是症状因分期不同而不同。在疼痛期，肩关节周围组织出现急性炎症，症状明显；在挛缩期，炎症减轻，但肩关节周围组织变得僵硬，活动范围受限；在缓解期，活动范围受限逐渐减轻。大多数五十肩会经历这样的时间过程，最终自然缓解（见表3.1）。

表3.1　五十肩的病理分期

病理分期	疼痛期	挛缩期	缓解期
时间段	1个月以内	1~3个月	3个月以上
炎症性疼痛	强烈	减轻	消失
关节活动范围	主要由疼痛引起关节活动范围受限	主要由挛缩引起关节活动范围受限	挛缩减轻，关节活动度增大
疼痛状态	静息痛、夜间痛、运动时痛	静息痛减轻、夜间痛残留、运动时痛	静息痛改善、夜间痛改善、运动时痛减轻
风险管理	此期最重要的是休息	在控制疼痛的前提下进行关节活动	积极进行关节活动

在疼痛期，炎症可能会导致肩关节周围的组织肿胀，如肩袖、肩峰下滑囊和肱二头肌长头肌腱，并常常伴有组织损伤。炎症还可能蔓延到关节囊。因此，强迫肩关节上举或做回旋运动可能会加重炎症。换言之，建议患者在疼痛期避免不必要的关节活动，并注意休息。

挛缩期是肿胀减轻和受损组织恢复的时期。在此期间，肩袖容易发生粘连，肩袖和肩峰下滑囊的滑动性往往会丧失。在此期间，关节囊也会增厚。在挛缩期，如果不必要地移动关节，炎症可能会再次出现，还可能会出现部分肌肉撕裂。

缓解期是关节活动范围受限逐渐改善的时期。随着受损组织的修复（但不是完全恢复），肩袖、肩峰下滑囊的滑动和关节囊扩大使肩关节恢复原有功能。肩关节活动伴随疼痛很常见，但静息痛改善。

3. 五十肩的病理机制

五十肩的病理机制至今仍不甚明了。目前有多种学说，包括老化学说、免疫学说、痛觉学说和血液循环障碍学说。虽然病理是各种理论的复杂交织，但五十肩实际上可以观察到肩关节周围组织的退行性变化，病理状态的改善需要时间，许多病例的共同点是肩关节前上方组织受损、第二肩关节功能受损。

磁共振成像和超声波成像技术的新进展提供了更多有关肩关节周围组织的详细信息，而这些组织都会受到五十肩的影响。肩袖损伤和微小撕裂对五十肩的发生和发展有相当大的影响（见图3.1）。

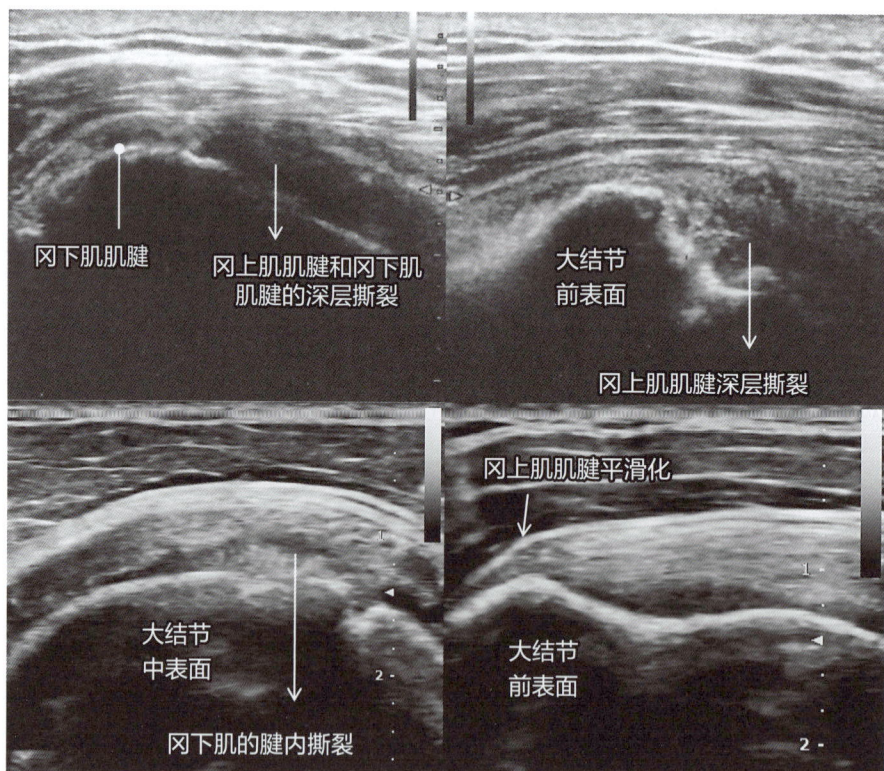

图3.1 肩袖损伤和微小撕裂
五十肩的发生和发展在很大程度上也受到肩袖损伤和微小撕裂的影响。

五十肩患者关节周围的滑膜组织几乎普遍发炎，当滑膜炎扩散到肩峰下滑囊、肩袖、肩袖间隙、肱二头肌长头肌腱时（见图3.2），就会引发自发性疼痛、疼痛性运动障碍和夜间痛。因此，需要注意的是，五十肩患者容易在肩峰下滑囊、肩袖、肩袖间隙等上部支撑组织出现粘连、瘢痕，而肩峰下滑囊、肩袖、肩袖间隙的关节附近区域痛觉感受器丰富。综上所述，这表明该病主要是在上部支撑组织出现炎症、粘连、瘢痕的基础上发展起来的。

因此，如果将肩周炎视为一种以肩关节前上方组织损伤、粘连、瘢痕和第二肩关节活动为中心的功能性疾病，其病理变化在临床上就更容易把握。此外，肩胛胸廓关节、躯干功能（体位和活动度）等盂肱关节代偿功能的损伤也是导致这两种病变的原因。为此，下文将对这些病症的病理和分期进行描述，分为"肩关节前上方组织损伤的病理和分期""第二肩关节损伤的病理和分期""肩胛胸廓关节、躯干功能障碍的病理和分期"。

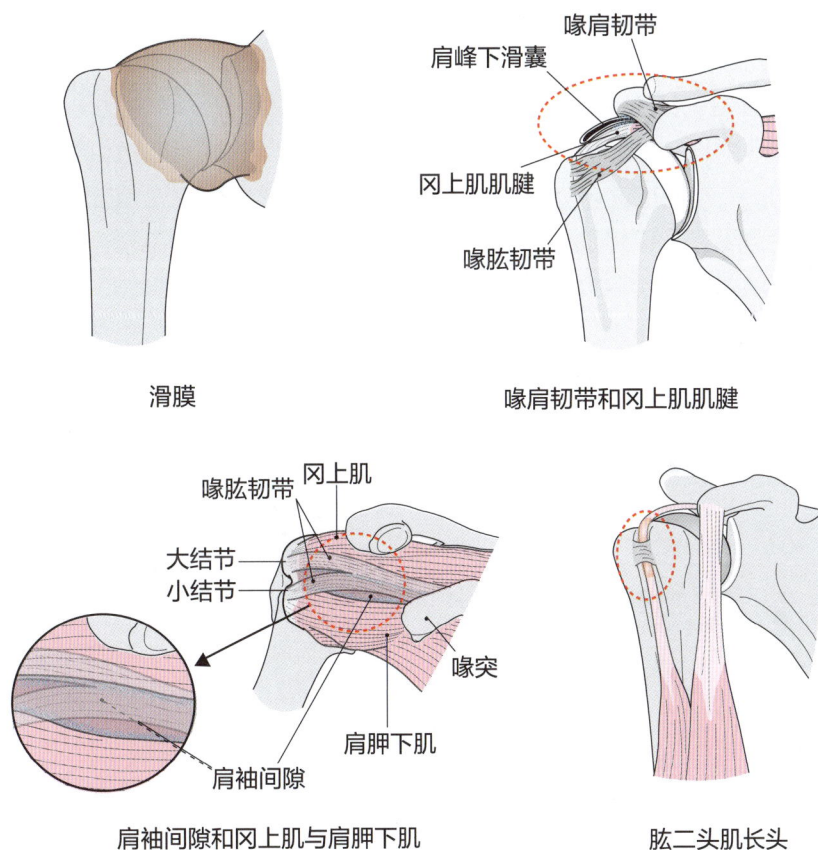

滑膜

喙肩韧带和冈上肌肌腱

肩峰下滑囊
喙肩韧带
冈上肌肌腱
喙肱韧带

肩袖间隙和冈上肌与肩胛下肌

喙肱韧带　冈上肌
大结节
小结节
喙突
肩胛下肌
肩袖间隙

肱二头肌长头

图 3.2　急性期的炎症部位
关节周围的滑膜组织几乎普遍发炎。此外，炎症还可能扩散到肩峰下滑囊、肩袖、肩袖间隙和肱二头肌长头肌腱等组织。

1)肩关节前上方组织损伤的病理和分期

肩关节前上方的组织（肩袖间隙和肱二头肌长头肌腱），在肱骨头被推出时会受到物理性刺激。在日常生活中反复受到这种刺激会造成组织损伤。这种组织损伤会引起炎症，从而导致进入疼痛期。炎症导致深层肌肉痉挛，从而限制了关节的活动范围。但这并不意味着关节本身会变得僵硬，因此关节原有的活动范围仍会保留。在此期间，应通过在日常生活中采用休息姿势（如良肢位摆放）来减轻炎症。一旦克服了疼痛期，挛缩期就开始了。

在挛缩期，组织通过肉芽组织等黏合组织的出现以及受伤组织周围粘连和瘢痕的形成进行修复。这种粘连的程度决定了五十肩疼痛期和挛缩期的持续时间。

基本上，肉芽组织会形成一个肿块，将受损组织和正常组织卷入其中，造成粘连和瘢痕。如果原本灵活的肩袖间隙出现粘连、瘢痕，疼痛和挛缩就会变得更加顽固。因炎症而肿胀的滑囊也会在此期间变厚，从而助长了肩关节的挛缩（见图 3.3）。

这些发生改变的组织通过受到牵拉和滑动刺激，开始恢复其原有功能，随着时间的推移，免疫和血流动力学紊乱逐渐恢复，进入缓解期（过渡阶段）。

在缓解期，随着肉芽组织的成熟，组织得到修复，使粘连和形成瘢痕的前上方组织（如肩袖间隙、肱二头肌长头肌腱）得到适当的牵拉，组织间的滑动得到改善。此外，增厚的关节囊逐渐恢复原来的形态，原本停滞不前的肩关节活动范围也开始逐渐增大。

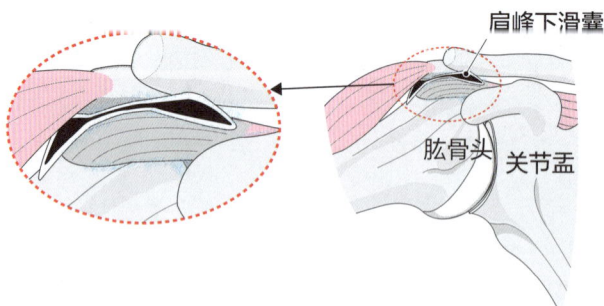

图 3.3　上部支撑组织的粘连、瘢痕
肩峰下滑囊、肩袖、肩袖间隙和上部支撑组织出现粘连、瘢痕是常见现象。

2）第二肩关节损伤的病理和分期

如第 1 章所述，在肩关节上举过程中，大结节从喙肩弓下通过。此时，如果肩关节后下方组织挛缩，将肱骨头推向前上方，大结节就会压迫喙肩弓，造成摩擦。这导致大结节和喙肩弓之间的肩峰下滑囊和肩袖受损。如果这种情况反复发生，就会出现与摩擦有关的咔嗒声，最终造成剧烈疼痛（见图 3.4）。

这样，患者就进入了由第二肩关节紊乱引起的疼痛期，第二肩关节的炎症主要发生在肩峰下滑囊和肩袖。此外，疼痛明显，肩关节上举受限，有些患者还会出现夜间痛，导致睡眠障碍。当这些炎症消退后就会进入挛缩期，但如果肩关节没有得到适当的休息，炎症不消退，疼痛期可能会持续很长时间。

在挛缩期，肉芽组织侵入肩峰下滑囊和肩袖，形成粘连和瘢痕，从而限制了肩关节回旋的活动范围，尤其是打结动作。在此期间，夜间痛也可能继续存在，睡眠障碍造成的心理压力可能会增加。随着肩峰下滑囊和肩袖组织得到修复，就会进入缓解期。

在缓解期，粘连和瘢痕组织得到修复，肩峰下滑囊和肩袖的滑动得到改善，从而使肩袖和喙肩弓之间的运动得到改善。肩关节的活动范围逐渐增大，疼痛也有所改善，但可能不会扩展到关节的最终活动范围。

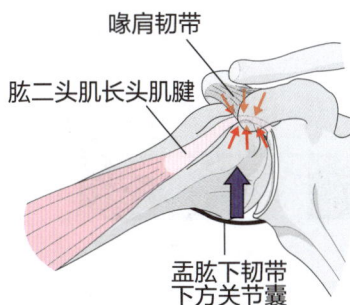

图 3.4　第二肩关节损伤的病理和分期
肩关节上举时，如果后下方组织的挛缩，容易导致肱骨头向前上方偏离，进而导致大结节压迫喙肩弓，造成摩擦，从而导致肩峰下滑囊和肩袖受损。

3) 肩胛胸廓关节、躯干功能障碍的病理和分期

在日常生活中肱骨头被推出，肩关节前上方组织反复受到刺激的情况下，胸椎常呈后弯，肩胛骨呈外展、下回旋状态（见图 3.5）。

由于年龄的增长和工作姿势的影响，脊柱的生理性前弯会消失。随着胸椎后弯角度的增加，肩胛骨会自发地外展、下回旋。如果这种姿势变得根深蒂固，肩肱节律就会被打乱，当肩关节上举时，前上方组织就会受到损伤。

在疼痛期，胸椎后弯和肩胛骨的外展、下回旋往往被当作一种避免疼痛的姿势，以减少对发炎的上部支撑组织的刺激。在挛缩期，由于疼痛期所建立的姿势，前胸收缩，为了放松出现粘连、瘢痕的上部支撑组织，这种姿势会越来越固定。这会进一步助长脊柱生理性弯曲和肩胛胸廓关节的活动范围减小。

在缓解期，肩关节的活动范围会增加，但如果肩胛胸廓关节的功能改善不足，有时可能不会达到关节的最终活动范围。

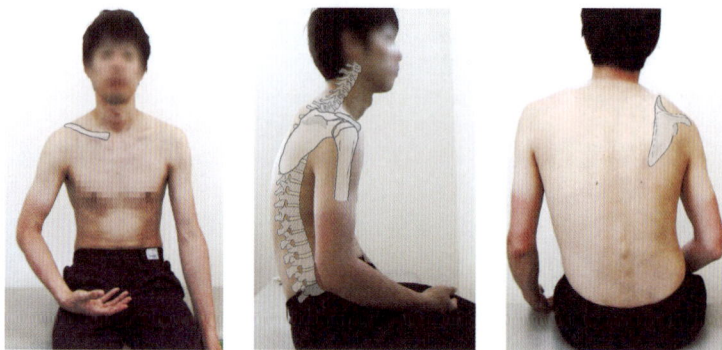

图 3.5　五十肩病例的姿势
在五十肩病例中，胸椎常呈后弯，肩胛骨呈外展、下回旋状态。

4. 五十肩的治疗理念

1) 运动疗法的理念

有鉴于此，在本病的治疗中，有必要根据疾病的不同阶段，设法缓解炎症和疼痛。换句话说，切实评估上部支撑组织的粘连、瘢痕化和恢复挛缩的技能极为重要。

此外，由于前胸部的挛缩或肩胛骨的异常对齐等因素可能会对粘连或硬化了的上部支撑组织造成侵害和刺激，因此除了对上部支撑组织的局部治疗外，考虑到肩关节整体功能的治疗也是非常重要的，并且需要持续进行。

实现上述目的的运动疗法包括：以放松肌肉为目的的放松和按摩、以拉伸组织为目的的牵拉、以改善关节活动度为目的的关节内运动、以放松僵硬的筋膜为目的的肌筋膜松解等。从第4章开始，将根据病理分期介绍运动疗法。

2) 其他治疗方法

骨科医生为了缩短五十肩的分期，会选择最有效的治疗方法。这些疗法包括注射疗法、药物疗法和物理疗法。

注射疗法包括用于消炎的类固醇（水溶性肾上腺皮质激素）注射、通过局部麻醉消除疼痛的利多卡因注射以及用于润滑和改善关节滑动的玻璃酸钠注射。

药物疗法包括使用药物和膏药以缓解炎症、创伤和其他痛觉刺激引起的疼痛。

物理疗法包括改善血液循环的热疗和光疗，以及改善肌肉僵硬和紧张的电疗。

总结

五十肩被认为是一种老化性疾病，尽管它是一种进行性疾病，但人们却认为它是一种可以自愈的疾病。尽管自愈的病例很多，但患者留下持续疼痛和挛缩的情况并不少见。事实上，患者带着多年的疼痛和挛缩来医院就诊的情况并不少见。因此，我们作为参与五十肩治疗的医务工作者，要确保从症状出现到症状缓解的平稳过渡，尽量减少留下疼痛和挛缩的症状。此外，我们还必须能够准确评估导致疼痛和挛缩的原因，并掌握改善病情的治疗技术。

五十肩经过三个阶段达到愈合：疼痛期、挛缩期和缓解期。虽然五十肩的病理尚不清楚，但许多病例的共同特点是肩关节前上方组织存在损伤，第二肩关节功能受损。因此，考虑肩周炎的分期和病理，结合评估以制定治疗策略，才能取得良好的疗效。本书第 4 ~ 6 章将详细介绍五十肩各阶段的治疗注意事项和运动疗法的实践。

3

五十肩的病理

第 4 章

疼痛期的治疗理念和实用运动疗法

第4章 疼痛期的治疗理念和实用运动疗法

五十肩的初期症状是肩关节疼痛。许多患者描述，疼痛是突然发生的，没有任何如瘀伤一样明显的原因。他们以为疼痛能随着时间的推移而缓解，但疼痛持续存在。

在此期间，肩关节运动中伴随的疼痛会持续数秒，疼痛中常常有刺痛。患者还会出现静息痛和夜间痛，夜间痛患者可能会被"难以忍受的疼痛"惊醒。这些疼痛是由肩关节周围的软组织（肌肉、肌腱、韧带、滑膜等）发炎和肩关节内压力增高引起的。需要注意的是，疼痛期是组织出现炎症的时期，任何加剧炎症的刺激都会加重疼痛。

在有的患者身上，这种炎症可能需要很长时间才能消退。因此，在疼痛期应优先考虑避免疼痛的动作和姿势，禁止激烈的关节活动。重要的是让患者保持休息，并认真负责地向患者说明原因。这并不意味着完全不运动，而是"设置一段没有任何可能加重炎症的刺激的时间"。通过适当的建议和治疗，炎症可以逐渐缓解。

在疼痛期，保持休息很重要，但重要的是就如何保持休息给出具体指导。在日常生活中，完全不使用肩关节是不可能的，过度休息可能使肩关节周围组织的延展性降低，导致关节活动范围受限。因此，本章将介绍疼痛期的治疗理念和运动疗法的实践。

1. 疼痛期的治疗目的

在疼痛期，治疗的目的是迅速缓解炎症，重要的是避免所有引起疼痛的动作，并保持患处的休息。因此，有必要了解引发疼痛的动作和姿势。理想的情况是，在保持肩部休息的同时进行针对肩胛胸廓关节的适度活动，以免加重关节活动范围受限。

2. 疼痛期的应对方法

在从疼痛期向挛缩期过渡的过程中，患者自身对疼痛的理解非常重要，因为这是消除症状的第一步。换句话说，我们必须向患者解释并使其了解疾病的分期和病理。

肩关节周围软组织的炎症不仅会将疼痛信息传递到患处，还会传递到大脑和脊髓，从而使痛阈下降，有时甚至会使患者意识到通常不会产生反应的刺激也会引起疼痛（中枢敏化）。肩关节的炎症还会通过脊髓反射引起肩关节周围肌肉张力增加，导致肌肉痉挛。肌肉痉挛可通过利用运动和按摩改善血管缺血（见第 2 章）的方式暂时得到缓解。但是，由于肌肉痉挛是由炎症引起的脊髓反射造成的，因此除非炎症本身消退，否则肌肉痉挛是无法解决的。

此外，炎症同时会导致关节内压增高，使肩关节变得不稳定。这会导致静息痛，甚至导致肌肉痉挛，因为此时肌肉无法对肩关节的初始和快速动作做出反应。因此，这一时期使用肩关节的原则是缓慢地运动。

3. 疼痛期注射疗法和药物疗法的效能

肩关节周围组织的炎症通常可以通过影像学检查（见第 3 章）和体格检查（见第 3 章）发现。在此期间，通过注射疗法和药物疗法控制疼痛最为重要。

1) 注射疗法

注射溶液包括一些混合物，如用于抑制炎症的类固醇和用于止痛的利多卡因，或作为润滑剂的透明质酸。由于疼痛期实际上是一个炎症期，因此类固醇注射是最有效的治疗方法。然而，频繁注射类固醇会产生副作用，如骨和软骨的破坏以及肌肉和肌腱的软组织变性。因此，如果你面前的患者已被开了处方注射类固醇，你应该了解其效果。在这种情况下，效果包括疼痛缓解程度、疼痛缓解持续时间和疼痛变化的部位。这些信息对决定物理治疗的方针非常重要。需要注意的是，注射当天洗澡、用手触摸或按摩注射部位都会增加感染的风险。

2) 药物疗法

非甾体抗炎药（NSAID）常被用于药物治疗。NSAID 可暂时缓解疼痛，但禁忌是用力活动肩关节。对于这样的病例，重要的是向患者解释关于炎症的信息，并指导他们进行不会对肩关节造成压力的日常活动。NSAID 的副作用包括胃肠功能紊乱、肾功能紊乱和支气管哮喘。此外，需要注意，使用贴敷药物可能会引起皮肤过敏、光敏反应和其他过敏反应。

4. 疼痛期物理治疗的理念

疼痛期关节活动范围受限的原因包括炎症导致的疼痛、肌肉痉挛、肿胀和关节内压力增高。注射疗法和药物疗法对控制疼痛和指导患者进行不给肩关节造成负担的日常生活活动具有重要意义。此外，脊髓反射引起的肌肉紧张不仅会影响附着在盂肱关节上的肌肉，还会影响肩胛胸廓关节。

由于肩胛胸廓关节在五十肩中很少引起炎症，因此建议从疼痛期开始增加肩胛胸廓关节的活动范围。换言之，物理治疗应以保护盂肱关节和活动肩胛胸廓关节为目的，从而减轻肩关节的负荷。同时，重要的是教会患者如何以肩胛骨为中心使用肩关节。

5. 疼痛期应注意的日常生活活动

随着姿势的变化，各种力量都会作用在肩关节上。例如，在坐位或站立位时，肩部因重力而悬空，对肩关节周围的软组织造成牵拉应力。

在伴有炎症的疼痛期，有些情况下仅这种牵拉应力就会带来疼痛。在这种情况下，有必要用三角绷带保护肩部，防止其悬垂。但在很多情况下，由于生活环境的原因，患者很难做到这一点。在这种情况下，有必要建议患者只在家中使用三角绷带。

睡前也可能出现疼痛，此时可以观察盂肱关节在什么位置。例如，仰卧位，当肩胛骨处于外展、下回旋状态时，肩关节呈过度伸展状态；患侧向下的侧卧位，肩关节呈过度内收状态。当肩关节过度伸展和过度内收时，冈上肌和肩峰下滑囊等上部支撑组织会受到牵拉和刺激，并在发炎部位施加过大的压力。由于大多数夜间痛都是由这种机制引起的，因此应在患侧肩关节和手臂下放置枕头或靠垫，以帮助防止肩关节过度伸展和过度内收（见图 4.1）。

在疼痛期，导致炎症的肩关节运动是从内旋位开始的外展运动。这一动作会使大结节和喙肩弓最靠近，夹住它们之间的冈上肌肌腱和肩峰下滑囊。在日常活动中，晾衣服或脱衣服可能会强化这个动作。当从内旋位伸展肩关节时，也需要注意这一动作，因为冈上肌和其他肩袖肌肉会与喙肩弓发生碰撞。在日常生活中，这个动作可能会在系安全带或穿上 / 脱下内衣时被强化。

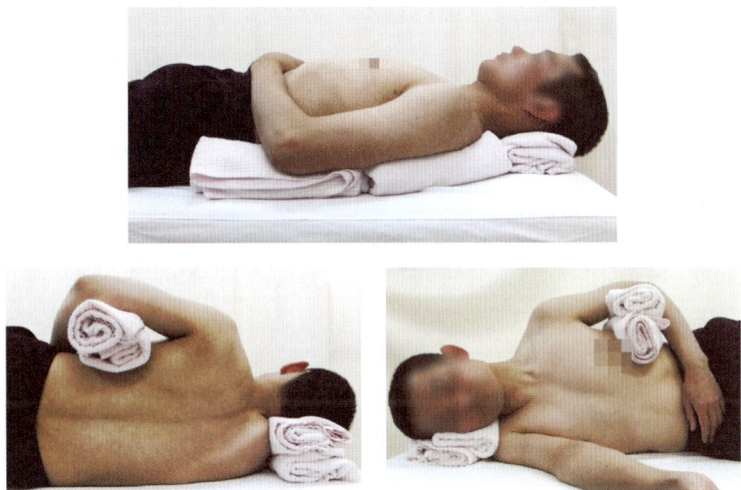

图 4.1 应对夜间痛

由于大多数夜间痛与肩关节的过度伸展和过度内收有关，因此平躺时应在患侧肩关节和手臂下放置枕头或靠垫，健侧卧时可以在患侧上臂和身体之间夹毛巾卷。这是防止过度伸展和过度内收的必要方法。

6. 疼痛期的运动疗法

伴随炎症的疼痛期会导致关节内压力增加，引起肌肉挛缩和肿胀。因此，这个时期的运动疗法旨在通过活动肩胛胸廓关节来降低关节内压力，暂时改善血液循环，从而减轻肩关节的负担。下面介绍具体方法。

1) 放松练习

（1）冈上肌

对肌腹轻轻施加压力，并缓慢拉开肌腱过渡部分的每条肌纤维，从而施加 Ib 抑制（见图 4.2）。

（2）冈下肌

对肌腹轻轻施加压力，并缓慢拉开肌腱过渡部分的每条肌纤维，从而施加 Ib 抑制（见图 4.3）。

（3）小圆肌

对肌腹轻轻施加压力，并缓慢拉开肌腱过渡部分的每条肌纤维，从而施加 Ib 抑制（见图 4.4）。

（4）肩胛下肌

对肌腹轻轻施加压力，并缓慢拉开肌腱过渡部分的每条肌纤维，从而施加 Ib 抑制（见图 4.5）。

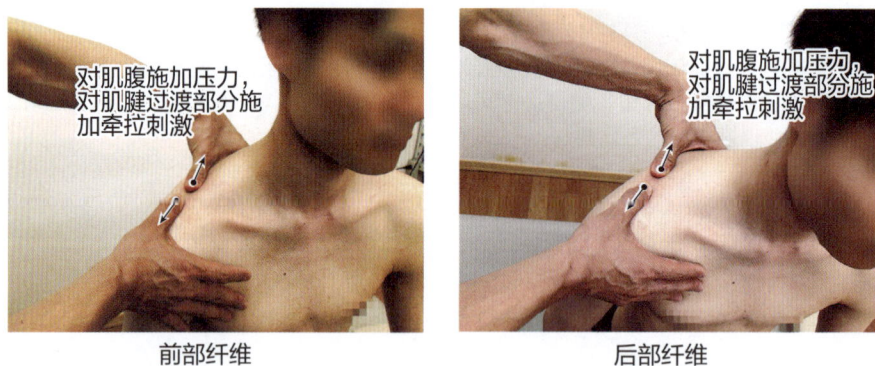

前部纤维　　　　　　　　　　后部纤维

图 4.2　冈上肌的放松

由于冈上肌的表层位于斜方肌上部纤维的肌线上，因此应缓慢施压以到达冈上肌的深层。对冈上肌前部纤维和后部纤维的肌腱过渡部分轻轻施加压力并使其放松。

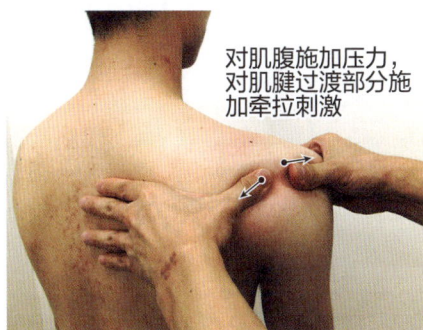

对肌腹施加压力，对肌腱过渡部分施加牵拉刺激

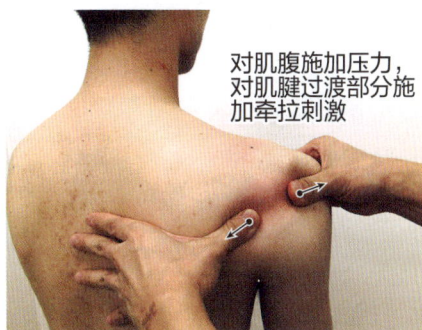

对肌腹施加压力，对肌腱过渡部分施加牵拉刺激

上部纤维　　　　　　　　　　　　　下部纤维

图 4.3　冈下肌的放松
由于冈下肌的表层位于三角肌后部纤维的位置，因此应缓慢施压以到达冈下肌的深层。对冈下肌上部纤维、下部纤维的肌腱过渡部分轻轻施加压力并使其放松。

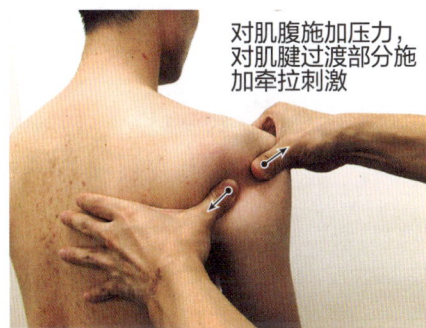

对肌腹施加压力，对肌腱过渡部分施加牵拉刺激

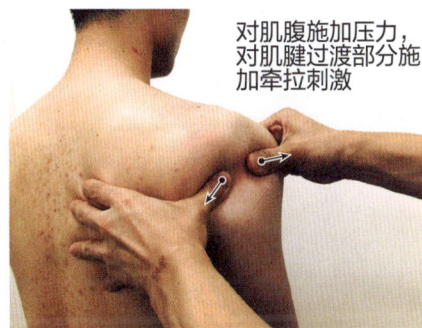

对肌腹施加压力，对肌腱过渡部分施加牵拉刺激

上部纤维　　　　　　　　　　　　　下部纤维

图 4.4　小圆肌的放松
由于三角肌后部纤维位于小圆肌的表层，因此要缓慢施压以到达小圆肌的深层。在小圆肌上部纤维、下部纤维的肌腱过渡部分轻轻施加压力并使其放松。

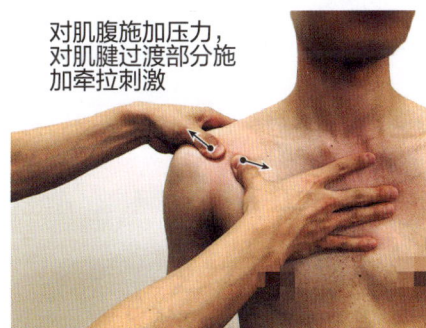

对肌腹施加压力，对肌腱过渡部分施加牵拉刺激

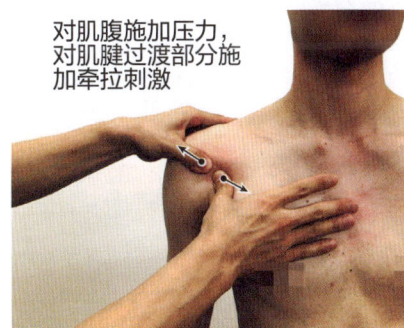

对肌腹施加压力，对肌腱过渡部分施加牵拉刺激

上部纤维　　　　　　　　　　　　　下部纤维

图 4.5　肩胛下肌的放松
由于三角肌前部纤维（胸大肌锁骨部纤维）位于肩胛下肌的表层，因此应缓慢施压以到达肩胛下肌的深层。在肩胛下肌上部纤维、下部纤维的肌腱过渡部分轻轻施加压力并使其放松。

（5）大圆肌

对肌腹轻轻施加压力，并缓慢拉开肌腱过渡部分的每条肌纤维，从而施加 Ib 抑制（见图 4.6）。

（6）肱二头肌

对肌腹轻轻施加压力，并缓慢拉开肌腱过渡部分的每条肌纤维，从而施加 Ib 抑制（见图 4.7）。

（7）喙肱肌

对肌腹轻轻施加压力，并缓慢拉开肌腱过渡部分的每条肌纤维，从而施加 Ib 抑制（见图 4.8）。

（8）肱三头肌长头

对肌腹轻轻施加压力，并缓慢拉开肌腱过渡部分的每条肌纤维，从而施加 Ib 抑制（见图 4.9）。

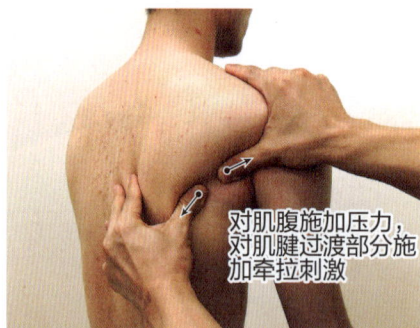

对肌腹施加压力，对肌腱过渡部分施加牵拉刺激

图 4.6　大圆肌的放松

因为背阔肌位于大圆肌表层，因此应缓慢施压以到达大圆肌深层。在大圆肌的肌腱过渡部分轻轻施加压力并使其放松。

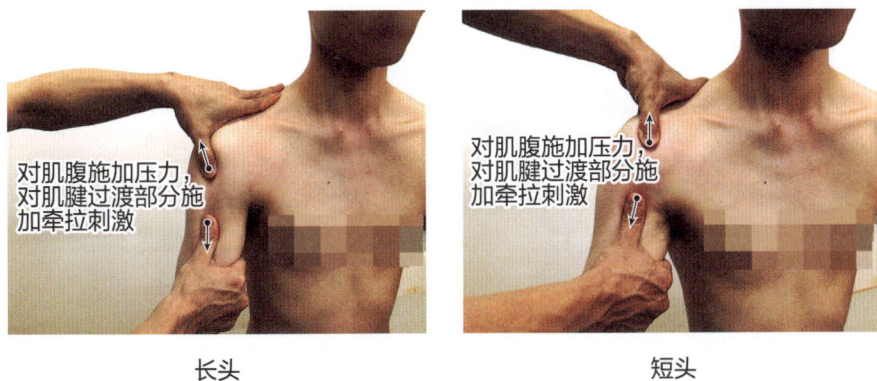

长头   短头

对肌腹施加压力，对肌腱过渡部分施加牵拉刺激

对肌腹施加压力，对肌腱过渡部分施加牵拉刺激

图 4.7　肱二头肌的放松

由于三角肌前部纤维（胸大肌锁骨部纤维）位于肱二头肌的表层，因此在肱二头肌长头和短头的肌腱过渡部分缓慢、轻轻地施加压力并使其放松。

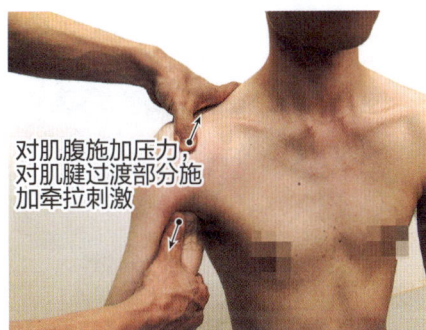

对肌腹施加压力，对肌腱过渡部分施加牵拉刺激

图 4.8　喙肱肌的放松

由于三角肌前部纤维（胸大肌锁骨部纤维）位于喙肱肌的表层，因此在喙肱肌的肌腱过渡部分，缓慢、轻轻地施加压力并使其放松。

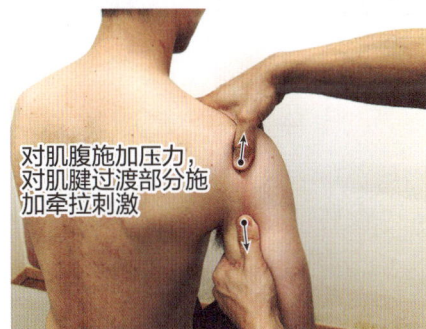

对肌腹施加压力，对肌腱过渡部分施加牵拉刺激

图 4.9　肱三头肌长头的放松

由于三角肌后部纤维位于肱三头肌长头的表层，因此在肌腱过渡部分缓慢、轻轻地施加压力并使其放松。

2) 肩胛胸廓关节的练习

（1）前锯肌

当肩胛骨从上回旋位置内收时，可以牵拉前锯肌的上部纤维；当肩胛骨从下回旋位置内收时，可以牵拉前锯肌的下部纤维（见图 4.10）。

（2）菱形肌

当肩胛骨从上回旋位置外展时，可以牵拉大菱形肌和小菱形肌（见图 4.11）。

（3）肩胛提肌

当肩胛骨从上回旋位置下沉时，可以牵拉肩胛提肌（见图 4.12）。

（4）胸小肌

当肩胛骨从上回旋位置向后倾时，可以牵拉胸小肌（见图 4.13）。

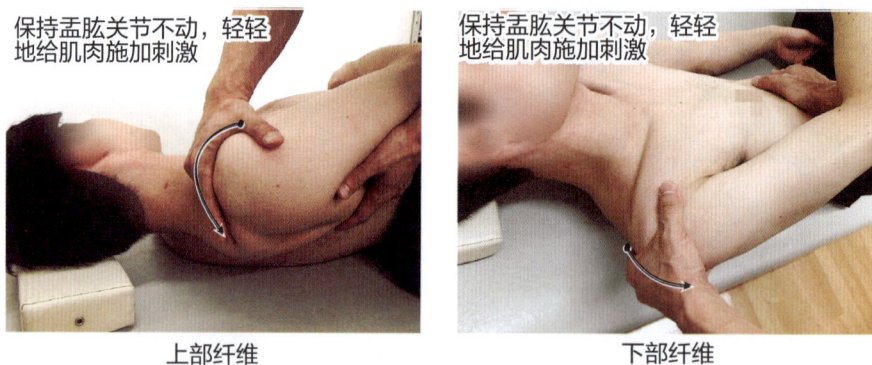

保持盂肱关节不动，轻轻地给肌肉施加刺激

上部纤维

保持盂肱关节不动，轻轻地给肌肉施加刺激

下部纤维

图 4.10　前锯肌的拉伸

当肩胛骨从上回旋位置内收时，可以牵拉前锯肌的上部纤维；当肩胛骨从下回旋位置内收时，可以牵拉前锯肌的下部纤维。关键是在不移动盂肱关节的情况下牵拉前锯肌。

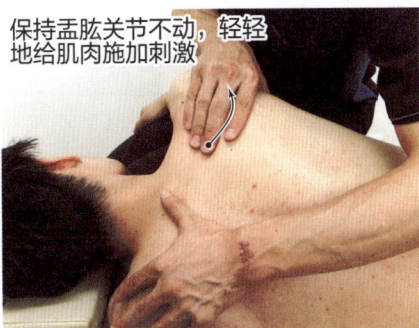

保持盂肱关节不动，轻轻
地给肌肉施加刺激

大菱形肌

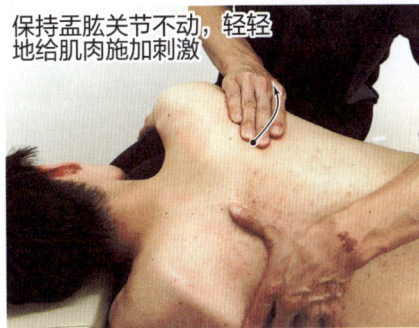

保持盂肱关节不动，轻轻
地给肌肉施加刺激

小菱形肌

图 4.11　菱形肌的拉伸

当肩胛骨从上回旋位置外展时，可以牵拉大菱形肌和小菱形肌。要点是在不移动盂肱
关节的情况下牵拉菱形肌。

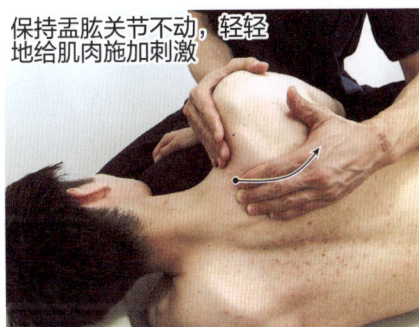

保持盂肱关节不动，轻轻
地给肌肉施加刺激

图 4.12　肩胛提肌的拉伸

当肩胛骨从上回旋位置下沉时，可以牵拉肩
胛提肌。其关键在于在不移动盂肱关节的情
况下牵拉肩胛提肌。

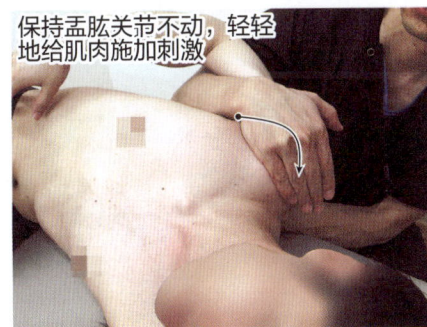

保持盂肱关节不动，轻轻
地给肌肉施加刺激

图 4.13　胸小肌的拉伸

当肩胛骨从上回旋位置向后倾时，可以牵拉胸小
肌。其关键在于在不移动盂肱关节的情况下牵拉
胸小肌。

与运动疗法一样，在疼痛期教授家庭锻炼以及如何放松盂肱关节周围的肌肉和如何拉伸肩胛胸廓关节周围的肌肉很重要。同时，教授以肩胛胸廓关节为中心的肩关节练习，效果会更好。在指导时，确保在无痛范围内使用舒适的刺激，因为不正确的方法或忽视疼痛的练习会加剧炎症。

患者还必须能够判断家庭锻炼后关节内压力是否减小。患者感觉"肩部周围轻盈，肩关节活动自如"，这可能是由于关节内压力减小后血液循环暂时得到改善。这种自觉症状可作为判断疗效的参考标准。

以下是一些放松和拉伸的方法。

1) 放松练习

（1）牵引放松

① 放松患侧的手臂。

如果无法正常放松，请做几次深呼吸。

② 用健侧的手按照下面的 a ~ c 顺序拉动患侧上臂（见图 4.14）（图中为方便演示，由治疗师操作）。

开始时，牵引时间约为 3 秒，然后慢慢恢复。

牵引时间应逐渐增加。

当肩部变轻时，应逐渐增加肩关节的活动角度，并在达到的新体位做同样的动作。

a. 从肩胛骨平面以 45° 抬起肩关节，然后沿上臂长轴牵引。

b. 从肩关节屈曲 45° 的体位沿上臂长轴向前方牵引。

c. 从肩关节外展 45° 的体位沿上臂长轴向外侧牵引。

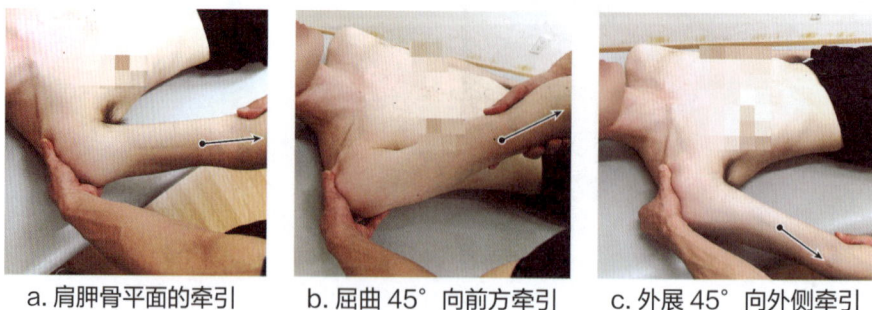

a. 肩胛骨平面的牵引　　b. 屈曲 45° 向前方牵引　　c. 外展 45° 向外侧牵引

图 4.14　牵引放松
a. 从肩胛骨平面以 45° 抬起肩关节，然后开始缓慢牵引。
b. 从肩关节屈曲 45° 的体位向前方缓慢牵引。
c. 从肩关节外展 45° 的体位向外侧缓慢牵引。

（2）使用网球放松肌肉

肌肉紧张是关节活动的抑制因素，表现为肩关节周围的倦怠感和沉重的压迫感。以下方法通过使用网球对肌肉施加适当的压力来解决肌肉紧张问题，从而达到放松肌肉的效果。

这种放松应持续到对肌肉施压时不会引起不舒服的疼痛感为止。首先沿着肌纤维的方向滚动网球，然后像画小圆圈一样滚动网球，最后像画大圆圈一样滚动网球。

① 冈上肌

用健侧手持网球在冈上肌上给每条肌纤维施加压力（见图 4.15）。

② 冈下肌

背靠墙，将网球贴在冈下肌上，给每条肌纤维施加压力（见图 4.16）。

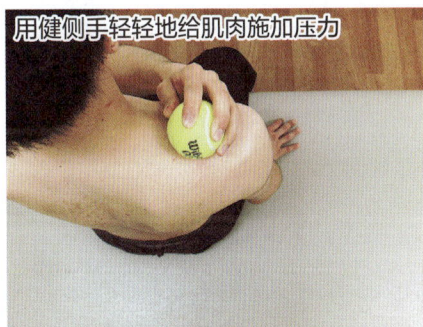

前部纤维

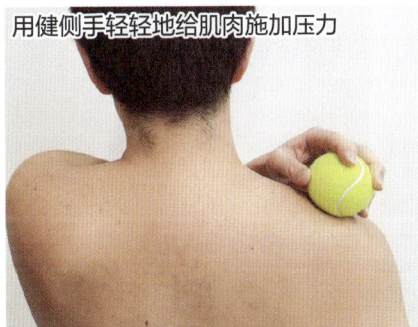

后部纤维

图 4.15　使用网球放松冈上肌
用健侧手持网球轻轻地给每条肌纤维施加压力。

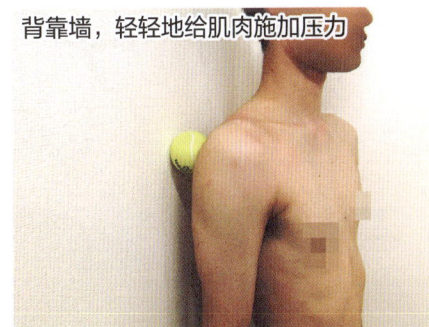

上部纤维

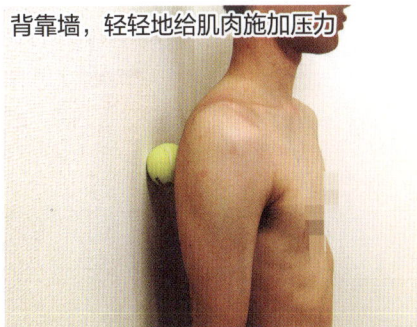

下部纤维

图 4.16　使用网球放松冈下肌
背靠墙，用网球轻轻地给每条肌纤维施加压力。

③ 肩胛下肌

用健侧手持网球给肩胛下肌的每条肌纤维施加压力（见图 4.17）。

④ 小圆肌

背靠墙，用网球给小圆肌的每条肌纤维施加压力（见图 4.18）。

⑤ 大圆肌

用健侧手持网球贴在大圆肌上给每条肌纤维施加压力（见图 4.19）。

⑥ 肱二头肌

用健侧手持网球放在肱二头肌上给每条肌纤维施加压力（见图 4.20）。

⑦ 喙肱肌

用健侧手持网球在喙肱肌上施加压力（见图 4.21）。

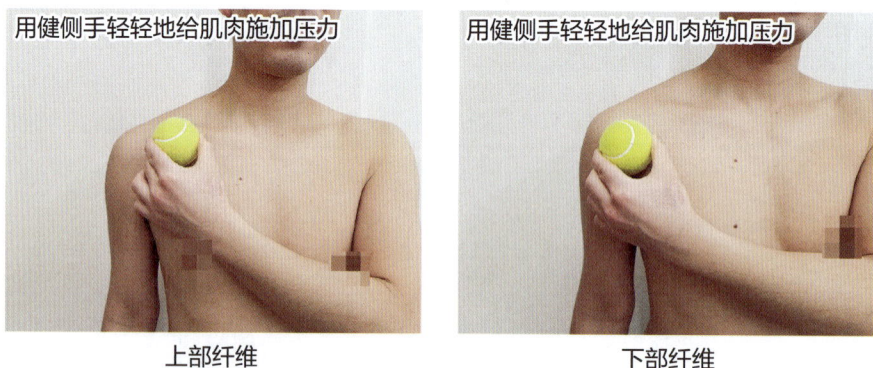

用健侧手轻轻地给肌肉施加压力　上部纤维

用健侧手轻轻地给肌肉施加压力　下部纤维

图 4.17　使用网球放松肩胛下肌
用健侧手持网球轻轻地给每条肌纤维施加压力。

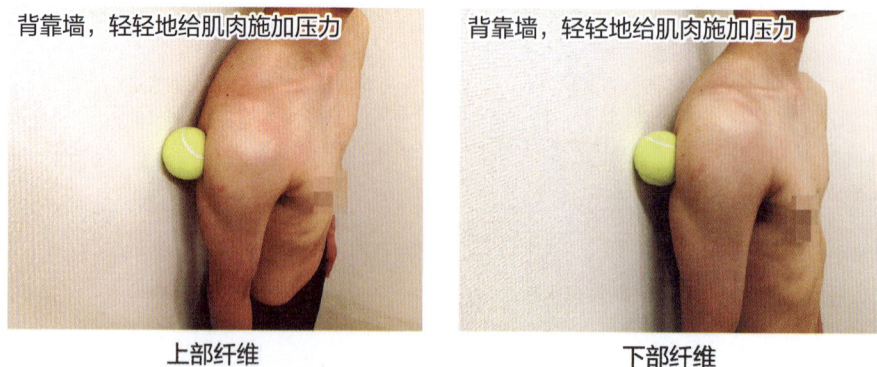

背靠墙，轻轻地给肌肉施加压力　上部纤维

背靠墙，轻轻地给肌肉施加压力　下部纤维

图 4.18　使用网球放松小圆肌
背靠墙，用网球轻轻地给每条肌纤维施加压力。

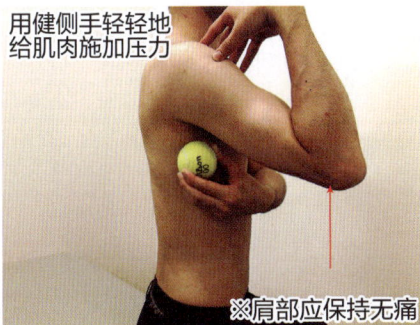

用健侧手轻轻地
给肌肉施加压力

※肩部应保持无痛

图 4.19　使用网球放松大圆肌
用健侧手持网球轻轻地给每条肌纤维施加压力。

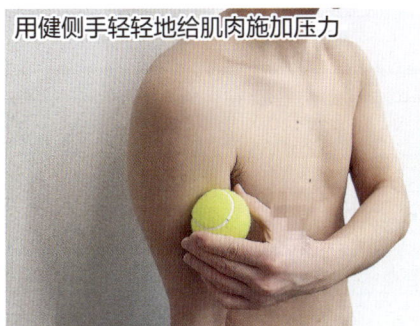

用健侧手轻轻地给肌肉施加压力

长头

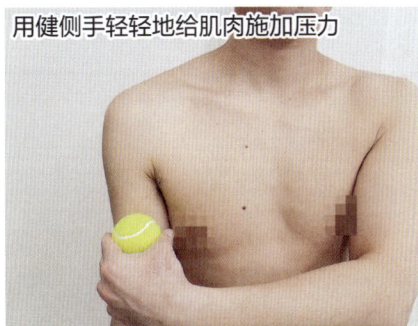

用健侧手轻轻地给肌肉施加压力

短头

图 4.20　使用网球放松肱二头肌
用健侧手持网球轻轻地给每条肌纤维施加压力。

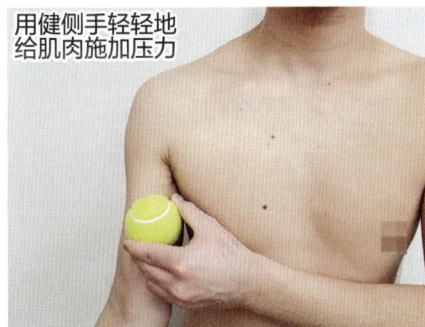

用健侧手轻轻地
给肌肉施加压力

图 4.21　使用网球放松喙肱肌
用健侧手持网球轻轻地给喙肱肌施加压力。

4

实用运动疗法

疼痛期的治疗理念和

⑧ 肱三头肌长头

　　背靠墙，用网球给肱三头肌长头施加压力（见图4.22）。

⑨ 前锯肌

　　用健侧手持网球贴在前锯肌上给每条肌纤维施加压力（见图4.23）。

⑩ 菱形肌

　　背靠墙，用网球给菱形肌的每条肌纤维施加压力（见图4.24）。

⑪ 肩胛提肌

　　用健侧手持网球放在肩胛提肌上施加压力（见图4.25）。

⑫ 胸小肌

　　用健侧手持网球放在胸小肌上施加压力（见图4.26）。

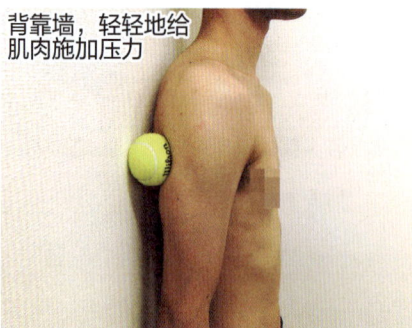

图4.22　使用网球放松肱三头肌长头
背靠墙，用网球轻轻地给肱三头肌长头施加压力。

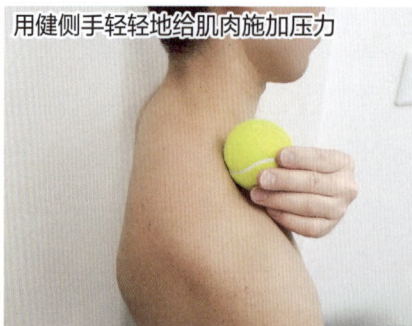

上部纤维

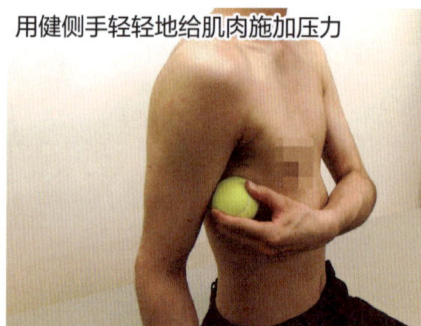

下部纤维

图4.23　使用网球放松前锯肌
用健侧手持网球轻轻地给每条肌纤维施加压力。

背靠墙，轻轻地给肌肉施加压力　　　　　背靠墙，轻轻地给肌肉施加压力

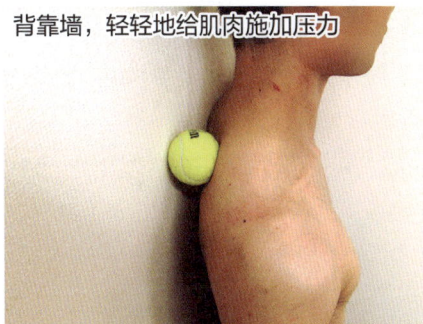

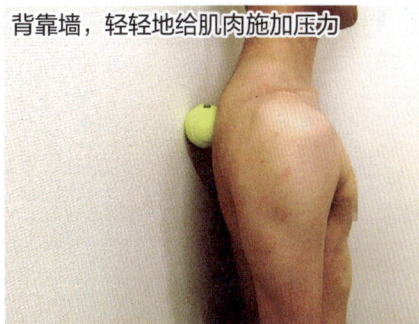

小菱形肌　　　　　　　　　　　大菱形肌

图 4.24　使用网球放松菱形肌
背靠墙，用网球轻轻地给菱形肌的每条肌纤维施加压力。

用健侧手轻轻地给肌肉施加压力

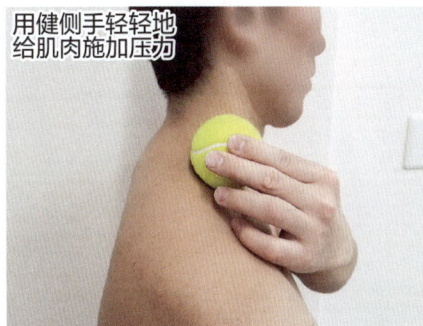

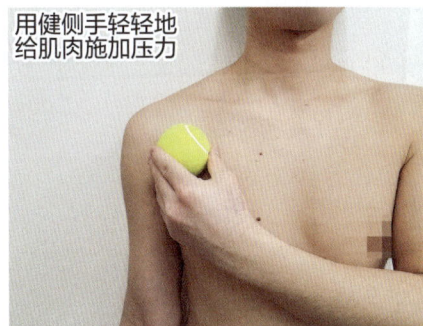

图 4.25　使用网球放松肩胛提肌
用健侧手持网球轻轻地给肩胛提肌施加压力。

用健侧手轻轻地给肌肉施加压力

图 4.26　使用网球放松胸小肌
用健侧手持网球轻轻地给胸小肌施加压力。

2) 肩胛胸廓关节的练习

增加肩胛胸廓关节的活动范围的练习应从疼痛期开始，但如果伴有疼痛，则应停止锻炼。

这个练习从坐位开始。在耳郭和肩峰对齐、腹部微收的情况下进行 10 次练习 [（1）～（4），见图 4.27]。

（1）上举肩胛骨的练习

挺胸站直，双手叉腰。

在这个姿势下上举肩胛骨。

此时，注意保持肩关节向上，不要向前。

（2）下沉肩胛骨的练习

挺胸站直，双手叉腰。

在这个姿势下下沉肩胛骨。

此时，注意保持肩关节不要向前。

（3）外展肩胛骨的练习

挺胸，颈部放松，双手叉腰。

在这个姿势下外展肩胛骨。

此时，注意头部不要一起运动。

（4）内收肩胛骨的练习

挺胸，颈部放松，双手叉腰。

在这个姿势下内收肩胛骨。

此时，注意腰部不要一起运动（不要弯腰）。

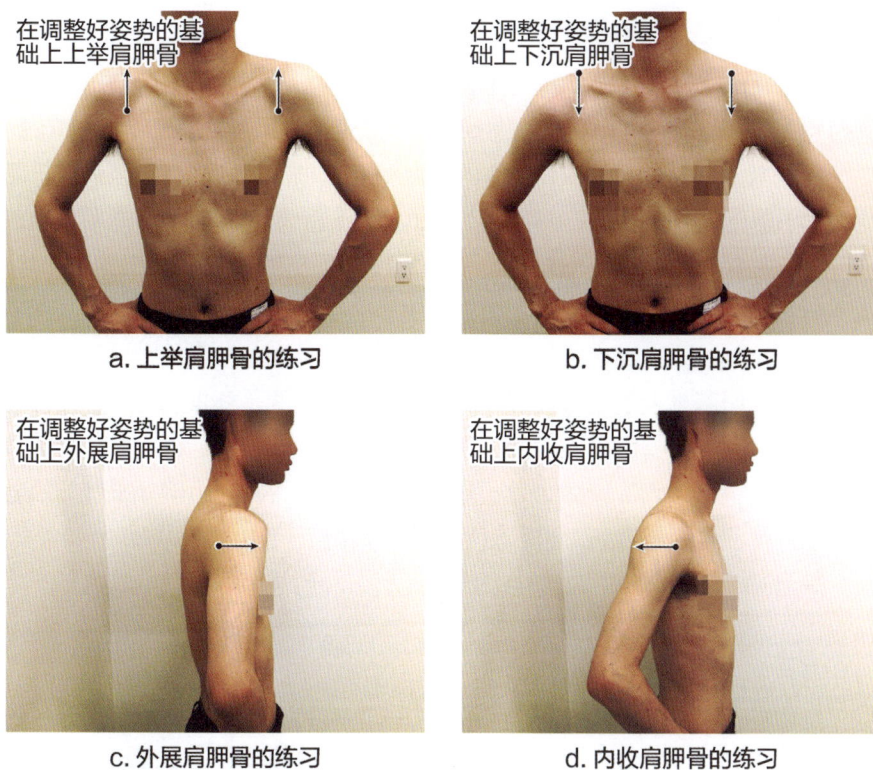

在调整好姿势的基础上上举肩胛骨

a. 上举肩胛骨的练习

在调整好姿势的基础上下沉肩胛骨

b. 下沉肩胛骨的练习

在调整好姿势的基础上外展肩胛骨

c. 外展肩胛骨的练习

在调整好姿势的基础上内收肩胛骨

d. 内收肩胛骨的练习

图 4.27　活动肩胛胸廓关节的练习

a. 上举肩胛骨的练习

挺胸站直，双手叉腰。在这个姿势下上举肩胛骨。此时，注意保持肩关节向上，不要向前。

b. 下沉肩胛骨的练习

挺胸站直，双手叉腰。在这个姿势下下沉肩胛骨。此时，注意保持肩关节不要向前。

c. 外展肩胛骨的练习

挺胸，颈部放松，双手叉腰。在这种姿势下外展肩胛骨。此时，注意头部不要一起运动。

d. 内收肩胛骨的练习

挺胸，颈部放松，双手叉腰。在这个姿势下内收肩胛骨。此时，注意腰部不要一起运动（不要弯腰）。

3) 锻炼时要注意肩肱节律

在正常的上举肩关节的练习中，肩胛胸廓关节与盂肱关节的活动范围比例约为 2：1。但在五十肩的疼痛期，建议尽量增加肩胛胸廓关节的活动范围。

在进行以肩胛胸廓关节为中心的运动时，清晰的想象非常重要。闭上眼睛，画出自己的身体图像，注意肩关节的运动轴位于肩胛骨处。然后想象肩关节绕肩胛骨运动几次。想象完成后，试着稍微抬起肩关节。如果伴有疼痛，请重新想象，然后再进行练习；如果无论多么小心还是伴有疼痛，只需想象即可。

这项练习基本上是在弯腰姿势下进行的，使用的是负重肩带。需要注意的是，在直立时，将负重肩带留在原位会对肩部造成悬垂力，刺激冈上肌和肩峰下滑囊。负重肩带应从 0.5 kg 开始，并缠绕在手腕上，但如果练习能够顺利进行且不会引起疼痛，也可使用 1 kg 的负重肩带。

练习时，想象以肩胛骨为中心进行运动，而肘关节保持伸展状态。

（1）身体扭转练习

身体慢慢前倾，同时保持患侧手臂与地面垂直。当身体前倾约 90° 时停下来，保持这个姿势，将身体扭转约 90° 使健侧肩朝上并停在终末端；回到身体前倾 90° 的姿势，然后再将身体扭转 90° ，使健侧肩朝下并停在终末端（见图 4.28）。

（2）像钟摆一样摆动手臂的练习

方法与（1）相同。身体前倾，只做肩胛胸廓关节运动，缓慢前后摆动患侧手臂，然后慢慢向左右摆动患侧手臂，接着内旋和外旋患侧手臂（见图 4.29）。

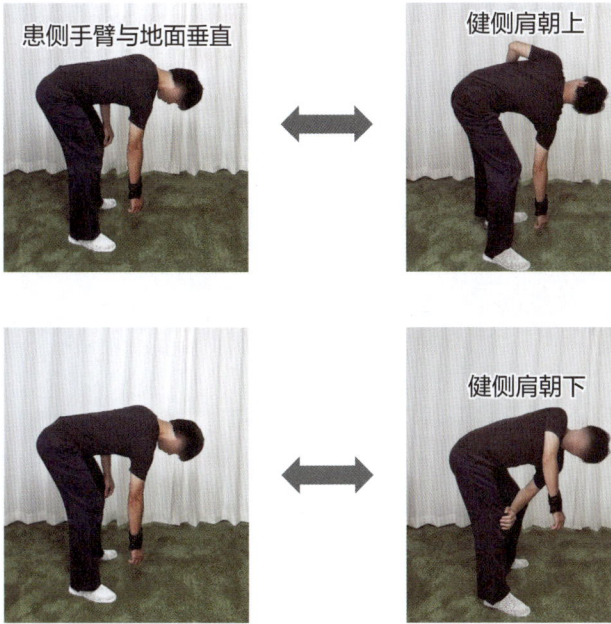

患侧手臂与地面垂直　　　　　健侧肩朝上

健侧肩朝下

图 4.28　身体扭转练习

身体前倾约 90°，保持患侧手臂与地面垂直。患侧手臂不用力，应放松。首先，将身体扭转 90°，使健侧肩朝上并停在终末端；回到身体前倾 90°的姿势，然后再将身体扭转 90°，使健侧肩朝下并停在终末端。

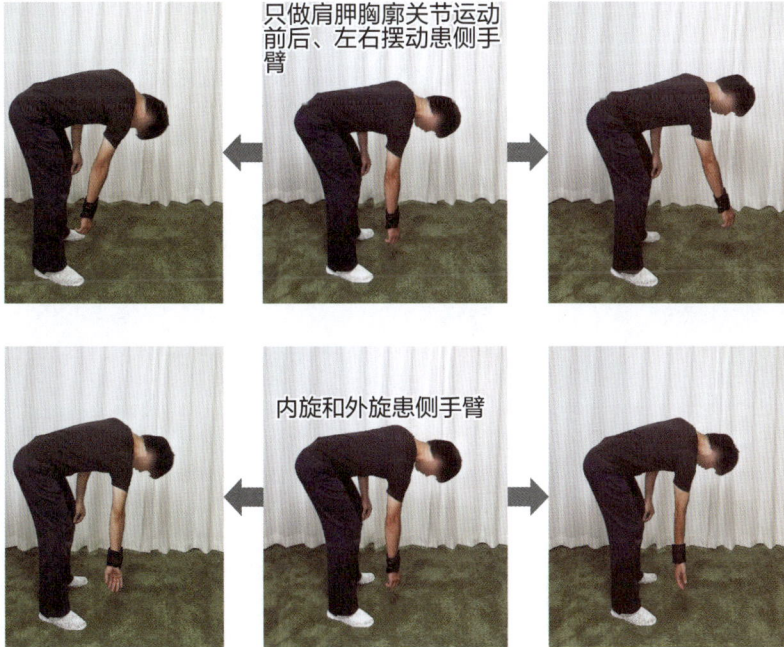

只做肩胛胸廓关节运动
前后、左右摆动患侧手臂

内旋和外旋患侧手臂

图 4.29　像钟摆一样摆动手臂的练习

身体前倾约 90°，保持患侧手臂与地面垂直。患侧手臂不用力，应放松；然后只做肩胛胸廓关节运动，缓慢地前后、左右摆动患侧手臂；内旋和外旋患侧手臂。

总结

应注意，疼痛期伴随组织发生炎症，任何加剧炎症的刺激都会导致关节内压力升高，使症状恶化。因此，在保护盂肱关节的同时，通过活动肩胛胸廓关节减轻肩关节负荷的物理治疗非常重要。同时，应教会患者如何以肩胛骨为中心活动肩关节，原则是"动作要缓慢"。如果方法得当，患者就能实现从疼痛期到挛缩期的平稳过渡。

4

疼痛期的治疗理念和实用运动疗法

第 5 章

挛缩期的治疗理念和运动疗法

第5章 挛缩期的治疗理念和运动疗法

在疼痛期，炎症和疼痛限制了肩关节的活动，而在挛缩期，炎症恢复过程中的软组织纤维化和粘连限制了肩关节的活动。此外，疼痛期的静息痛、自发痛（关节周围的钝痛）和活动痛（关节最初活动时的锐痛）也会减轻。不过，夜间痛可能在疼痛期过后以不同形式持续存在，或者直到挛缩期才开始被认识。换句话说，夜间痛是挛缩期的特征性症状。

在疼痛期，患者为了避免疼痛而形成不良姿势；而在挛缩期，患者由于软组织的柔韧性降低而形成不良姿势。因此，即使患者有意识地保持良好的姿势，但由于软组织僵硬，也很难保持良好的姿势。换句话说，在挛缩期，当别人说患者的"姿势不好"时，患者从物理上很难纠正自己的姿势。在这一时期，强行尝试纠正姿势可能会增加疼痛，因此保持挺胸和骨盆直立的姿势非常重要。

上述情况表明，在挛缩期，肩关节的活动范围不可避免地会减小，而且很难增加。因此，要尽量减少软组织的纤维化和粘连，挛缩期是恢复肩胛胸廓关节周围肌肉柔韧性非常重要的时期。下文将介绍挛缩期的治疗理念和运动疗法的实践。

1. 挛缩期的治疗目的

在挛缩期，在炎症恢复过程中，由于肉芽组织以被破坏的软组织为中心形成瘢痕，出现纤维化和粘连。这是人体在组织修复过程中的正常反应，也是一个非常重要的时期。在此期间，强硬的物理刺激会破坏修复过程，导致组织再次被破坏。由于肉芽组织的附着会保护修复后的组织，这将延长修复期。因此，这一时期的治疗目的是在无痛范围内保持肩关节的活动范围不缩小。由于肩关节的活动范围不可避免地会减小，因此相比扩大活动范围，更重要的是防止活动范围进一步减少。

2. 挛缩期的应对方法

挛缩期是姿势难以改善的时期，特征性症状之一是夜间痛。为了确保从这一阶段顺利过渡到缓解期，必须在无痛范围内保持肩关节的活动，避免肩关节活动范围进一步减小。在此期间，物理治疗师和患者必须知道，

5

挛缩期的治疗理念和运动疗法

肩关节的活动范围不会迅速增加。

物理治疗和家庭锻炼可以暂时改善肩关节的运动能力。因此，物理治疗师和患者本人往往会认为，只要坚持物理治疗和家庭锻炼，症状就会得到改善。但实际上，随着时间的推移，活动范围会再次缩小，患者的日常活动也会变得更加困难。换句话说，无论双方如何努力，肩部最终还是会恢复到原来的状态，这就是为什么有时会说"五十肩无论如何锻炼都无效"。

因此，必须牢记这是临床实践中的"挛缩期"。在组织修复完成之前，肩关节的活动范围自然会逐渐受到限制。在挛缩期，我们的目标不是增加关节的活动范围，而是充分了解并实践"如何阻止关节活动范围进一步减小"。

3. 挛缩期注射疗法和药物疗法的效能

在疼痛剧烈的日子里，必须充分利用骨科医生开具的口服药物，但应注意避免滥用。诚然，当药物有效时，疼痛的减轻会使关节活动更容易。但是，软组织实际上并没有得到修复，因此，强迫关节用力往往会加剧夜间痛。

这意味着，在此期间，重要的是通过注射疗法和药物疗法减轻疼痛，然后正确地进行物理治疗和家庭锻炼。正确的方法将在后面讨论，重要的是在重复这些步骤的同时监测患者病情的进展情况。要知道，五十肩的治疗是一个循序渐进的过程，需要持之以恒。

4. 挛缩期物理治疗的理念

在挛缩期，因炎症受损的软组织会发生纤维化和粘连，重要的是尽量减少肩关节活动范围的减小幅度，同时避免过多的物理刺激。因此，物理治疗应在无痛的情况下缓慢进行。不过，可以针对肩胛胸廓关节周围未受损的肌肉进行积极的锻炼。换句话说，针对肩胛胸廓关节的运动治疗应积极进行，而针对盂肱关节的运动治疗则应以较为温和的方式进行。在运动治疗和家庭锻炼中还应使用等长收缩。

许多挛缩患者对在此期间活动盂肱关节有恐惧感。因此，有必要事先向患者说明，应保持无痛和舒适的活动范围。基本上，如果患者在无痛范围内接受治疗，其症状就不会恶化。然而，有些患者误以为疼痛会更有效。为了消除这种误解，让患者实际体验物理治疗的效果非常重要，而这正是物理治疗师能够真正展现自己能力的地方。

5. 挛缩期应注意的日常生活活动

在挛缩期，肩关节活动时的疼痛比疼痛期减轻，但关节的活动范围逐渐减小，因此这一时期的日常生活活动难度增加。在这一时期，肩关节外展、外旋、内旋会带来与疼痛期一样的锐痛，但在肩胛骨平面的上举动作可以相对轻松地完成。换句话说，在挛缩期，肩关节的运动应以肩胛骨平面的运动为主，而肩胛胸廓关节的活动幅度应大于疼痛期。如果能够更大范围地活动肩胛胸廓关节，改善不良姿势就更容易。

6. 挛缩期的运动疗法

在挛缩期，放松以尽量减少软组织纤维化和粘连，拉伸以恢复肩胛胸廓关节周围肌肉的柔韧性，这些都很重要。

1) 放松练习

原则上应反复进行放松，直到肌肉张力和压痛减轻。该过程包括从一个轻微拉伸肌肉的姿势开始，然后短暂地加入轻度的等长收缩，并反复进行这种保护动作。通常通过将肱骨头按压在关节盂上以形成向心位来实现平稳的关节操作。

（1）冈上肌

用一只手固定住肩胛骨，触诊前部纤维的肌肉紧张程度，另一只手在肩胛骨平面上内收和轻度外旋肩关节，由此向肩胛骨平面上的外展和内旋方向施加轻度等长收缩力（见图5.1）。

用一只手固定住肩胛骨，触诊后部纤维的肌肉紧张程度，另一只手在肩胛骨平面上内收和轻度内旋肩关节，由此向肩胛骨平面上的外展和外旋方向施加轻度等长收缩力。

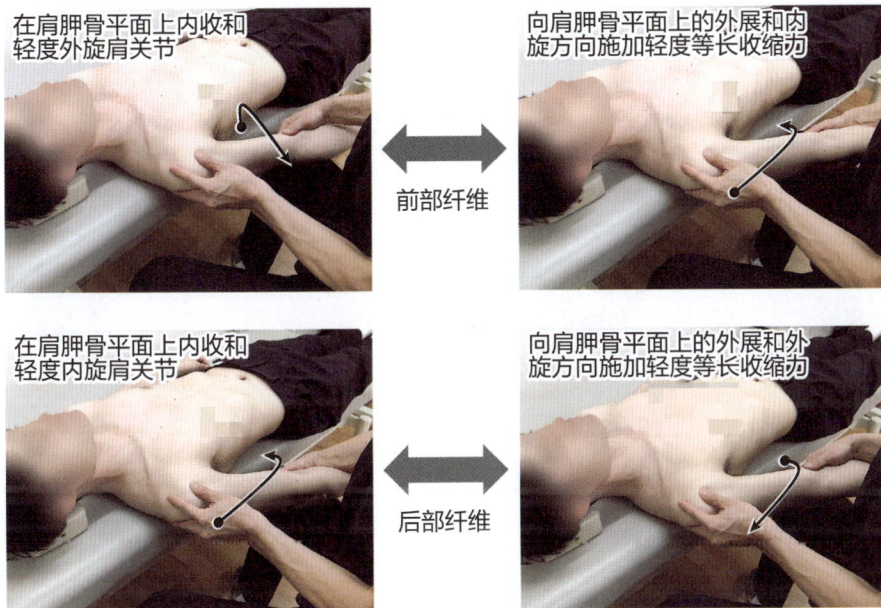

图 5.1 冈上肌的放松

前部纤维：在肩胛骨平面上内收和轻度外旋肩关节，由此向肩胛骨平面上的外展和内旋方向施加轻度等长收缩力。

后部纤维：在肩胛骨平面上内收和轻度内旋肩关节，由此向肩胛骨平面上的外展和外旋方向施加轻度等长收缩力。

（2）冈下肌

对于上部纤维，在固定住肩胛骨的同时用一只手触诊肌肉紧张程度，另一只手从肩胛骨平面的内收位轻度内旋肩关节，由此向肩关节外旋方向施加轻度等长收缩力（见图5.2）。对于下部纤维，在固定肩胛骨的同时用一只手触诊肌肉紧张程度，另一只手轻轻地将肩关节从肩胛骨平面的外展位移至内旋位，由此向肩关节外旋方向施加轻度等长收缩力。

（3）小圆肌

因为很难将小圆肌的肌纤维分开，所以基本上将其作为一个整体进行关节操作。

用一只手在固定肩胛骨的情况下触诊肌肉紧张程度，另一只手从屈曲、内收位轻度内旋肩关节，由此向肩关节外旋方向施加轻度等长收缩力（见图5.3）。

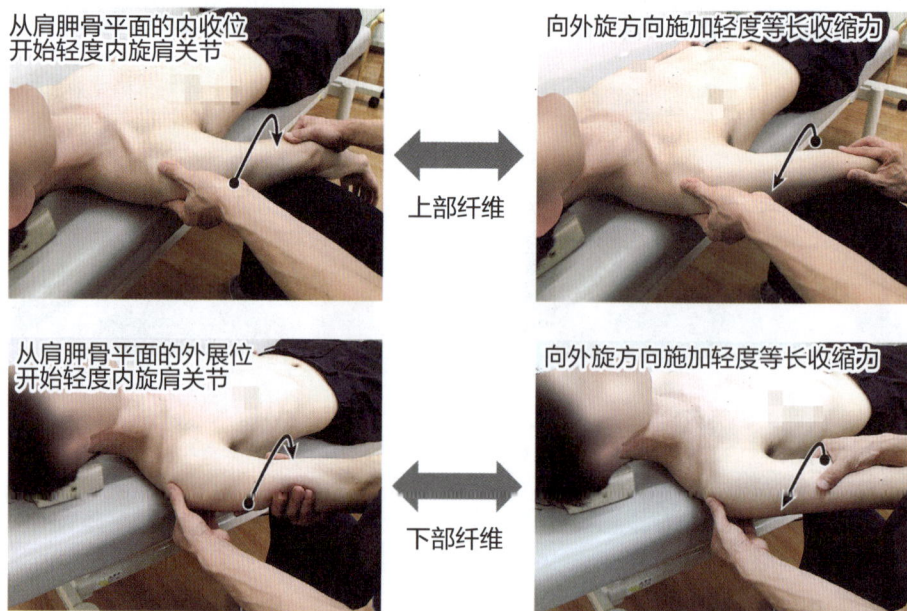

图5.2　冈下肌的放松

上部纤维：从肩胛骨平面的内收位开始轻度内旋肩关节，由此向外旋方向施加轻度等长收缩力。
下部纤维：从肩胛骨平面的外展位开始轻度内旋肩关节，由此向外旋方向施加轻度等长收缩力。

从屈曲、内收位轻度内旋肩关节　　　　　　向外旋方向施加轻度等长收缩力

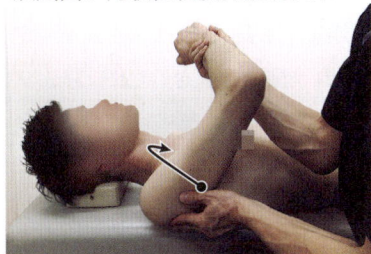

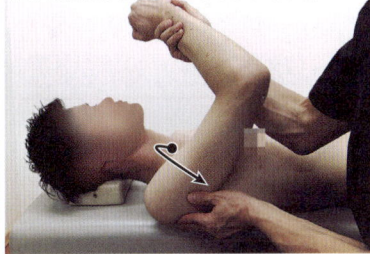

图 5.3　小圆肌的放松
从屈曲、内收位轻度内旋肩关节，由此向外旋方向施加轻度等长收缩力。通过对目标
肌纤维轻轻施加压力，可以实现肌肉选择性地牵拉或收缩。

（4）肩胛下肌

对于上部纤维，用一只手在固定肩胛骨的情况下触诊肌肉紧张程度，
另一只手从肩胛骨平面的内收位轻度外旋肩关节，由此向肩关节内旋方向
施加轻度等长收缩力（见图 5.4）。对于下部纤维，用一只手固定肩胛骨触
诊肌肉紧张程度，另一只手在肩胛骨平面上从外展位轻度外旋肩关节，由
此向肩关节内旋方向施加轻度等长收缩力。

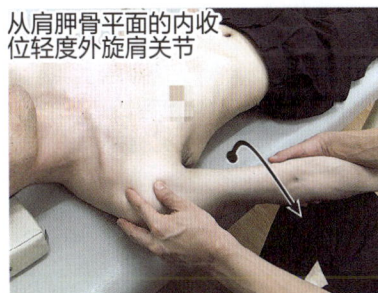

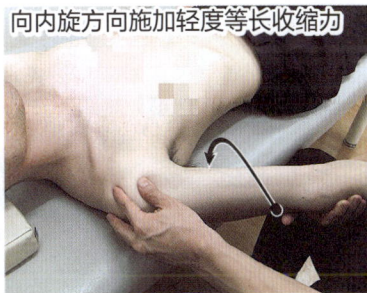

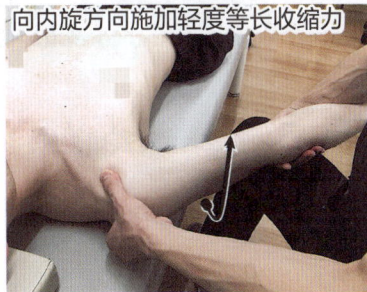

从肩胛骨平面的内收位轻度外旋肩关节　　　向内旋方向施加轻度等长收缩力
上部纤维
从肩胛骨平面的外展位轻度外旋肩关节　　　向内旋方向施加轻度等长收缩力
下部纤维

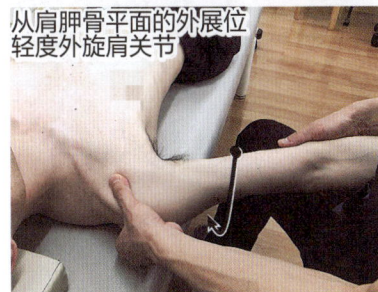

图 5.4　肩胛下肌的放松
上部纤维：从肩胛骨平面的内收位轻度外旋肩关节，由此向内旋方向施加轻度等长收
缩力。
下部纤维：从肩胛骨平面的外展位轻度外旋肩关节，由此向内旋方向施加轻度等长收
缩力。

（5）大圆肌

　　用一只手在固定肩胛骨的情况下触诊肌肉紧张程度，另一只手从屈曲、内收位轻度外旋肩关节，由此向肩关节内旋方向施加轻度等长收缩力（见图 5.5）。

（6）肱二头肌

　　对于长头，用一只手固定肩胛骨触诊肌肉紧张程度，另一只手轻轻地将肩关节伸展、内收、外旋，由此向肩关节屈曲、外展、内旋方向施加轻度等长收缩力。对于短头，用一只手在固定肩胛骨的情况下触诊肌肉紧张程度，另一只手轻轻地将肩关节从轻度外展位移动到轻度伸展位，由此向屈曲方向施加轻度等长收缩力（见图 5.6）。

（7）喙肱肌

　　用一只手在固定肩胛骨的同时触诊肌肉紧张程度，另一只手轻轻将肩关节从外展位移动到轻度伸展、内旋位，由此向肩关节屈曲、外旋方向施加轻度等长收缩力（见图 5.7）。

（8）肱三头肌长头

　　用一只手在固定肩胛骨的情况下触诊肌肉紧张程度，另一只手在肘关节屈曲状态下轻轻屈曲肩关节，由此向肩关节伸展方向施加轻度等长收缩力（见图 5.8）。

从屈曲、内收位轻度外旋肩关节　　　　　　　　向内旋方向施加轻度等长收缩力

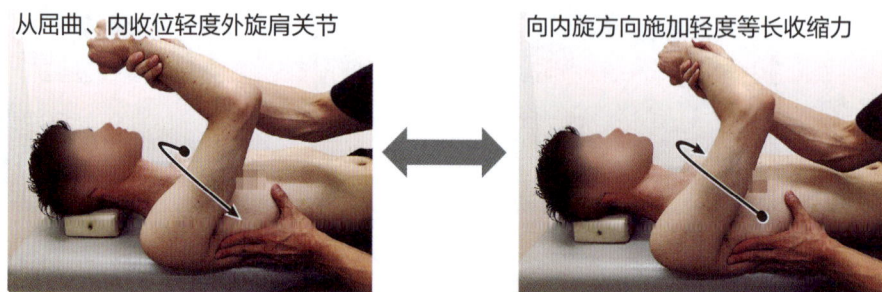

图 5.5　大圆肌的放松
从屈曲、内收位轻度外旋肩关节，由此向肩关节内旋方向施加轻度等长收缩力。

轻微伸展、内收、外旋肩关节　　　向屈曲、外展、内旋方向施加轻度等长收缩力

长头

从轻度外展位轻微伸展肩关节　　　向屈曲方向施加轻度等长收缩力

短头

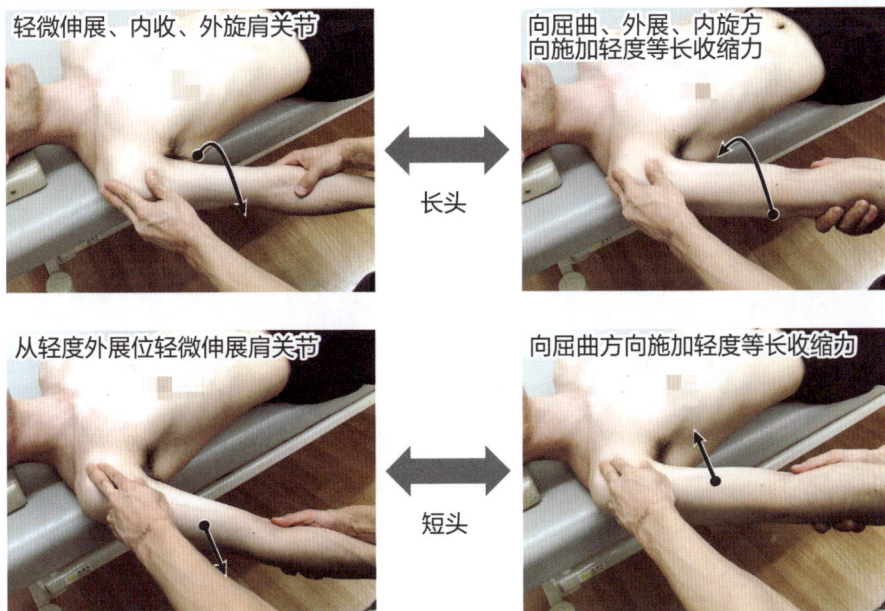

图 5.6　肱二头肌的放松

长头：轻微伸展、内收、外旋肩关节，由此向屈曲、外展、内旋方向施加轻度等长收缩力。
短头：从轻度外展位轻微伸展肩关节，由此向屈曲方向施加轻度等长收缩力。

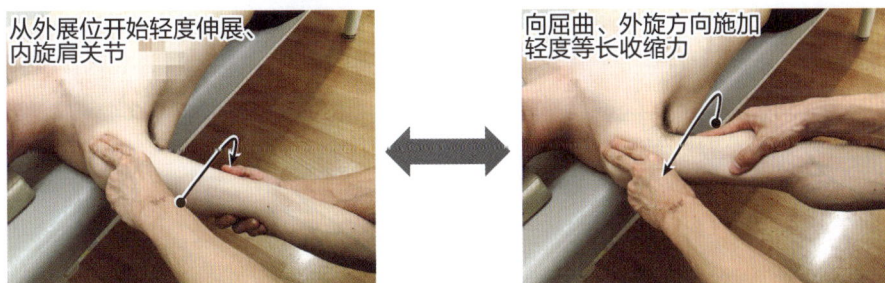

从外展位开始轻度伸展、内旋肩关节　　　向屈曲、外旋方向施加轻度等长收缩力

图 5.7　喙肱肌的放松

从外展位开始轻度伸展、内旋肩关节，由此向肩关节屈曲、外旋方向施加轻度等长收缩力。

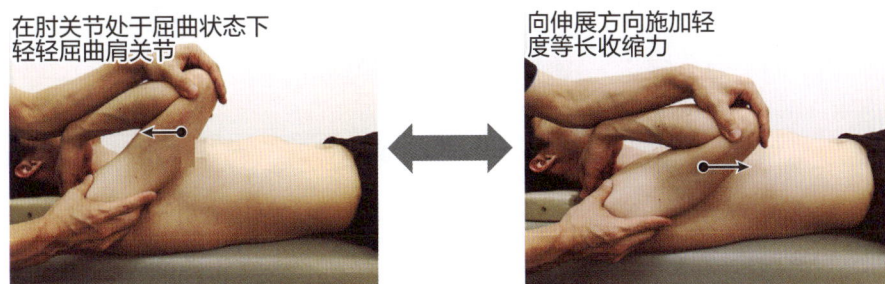

在肘关节处于屈曲状态下轻轻屈曲肩关节　　　向伸展方向施加轻度等长收缩力

图 5.8　肱三头肌长头的放松

在肘关节处于屈曲状态下轻轻屈曲肩关节，由此向伸展方向施加轻度等长收缩力。

2)拉伸练习

拉伸练习的原则是，直至目标肌肉的伸展性和滑动性得到改善，活动范围增大为止。该过程包括从牵拉姿势开始进行 10% ~ 30% 的等长收缩，持续 1 ~ 3 秒，并应反复进行。如果该动作引起疼痛，可能是肱骨头的中心位置发生了移位，应将肱骨头紧紧压在关节盂上。

（1）冈上肌

触诊前部纤维时，用一只手固定大结节并触诊肌肉紧张程度，同时另一只手在肩胛骨平面上内收和轻度外旋肩关节，由此在肩胛骨平面上向肩关节外展和内旋方向施加等长收缩力。触诊后部纤维时，用一只手固定大结节并触诊肌肉紧张程度，另一只手在肩胛骨平面上内收和轻度内旋肩关节，由此在肩胛骨平面上向肩关节外展和外旋方向施加等长收缩力。该动作的目的是在剥离肩峰下滑囊粘连的同时实现牵拉；对于前部纤维而言，则是剥离与肩袖间隙的粘连（见图 5.9）。

（2）冈下肌

触诊上部纤维时，用一只手固定大结节并触诊肌肉紧张程度，另一只手从肩胛骨平面上的内收位开始内旋肩关节，由此向肩关节外旋方向施加等长收缩力。对于下部纤维，用一只手固定大结节并触诊肌肉紧张程度，另一只手从肩胛骨平面上的外展位开始内旋肩关节，由此向肩关节外旋方向施加等长收缩力。这一操作的目的是剥离上部纤维与肩峰下滑囊的粘连，以及下部纤维与后方关节囊的粘连，同时实现牵拉（见图 5.10）。

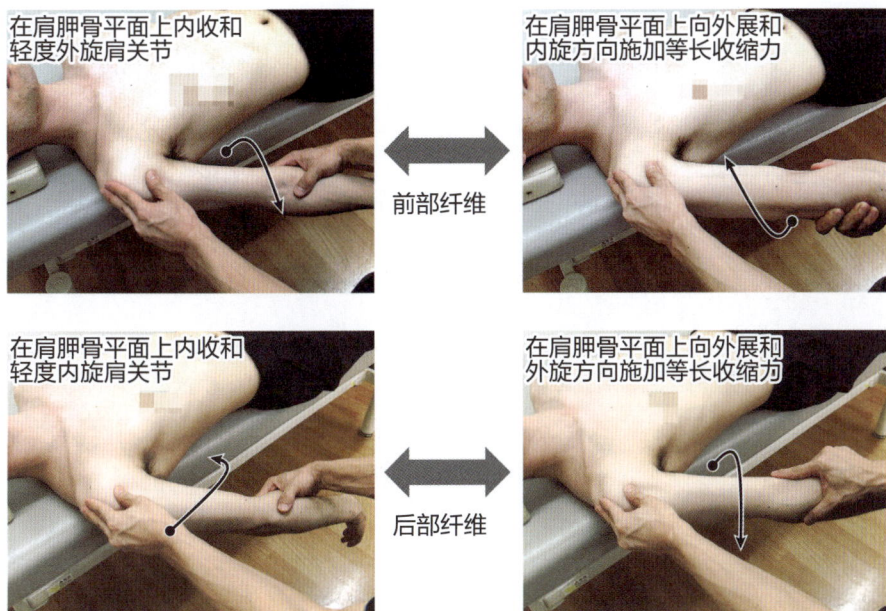

在肩胛骨平面上内收和轻度外旋肩关节

在肩胛骨平面上向外展和内旋方向施加等长收缩力

前部纤维

在肩胛骨平面上内收和轻度内旋肩关节

在肩胛骨平面上向外展和外旋方向施加等长收缩力

后部纤维

图 5.9　冈上肌的拉伸

前部纤维：在肩胛骨平面上内收和轻度外旋肩关节，由此在肩胛骨平面上向外展和内旋方向施加等长收缩力。

后部纤维：在肩胛骨平面上内收和轻度内旋肩关节，由此在肩胛骨平面上向外展和外旋方向施加等长收缩力。

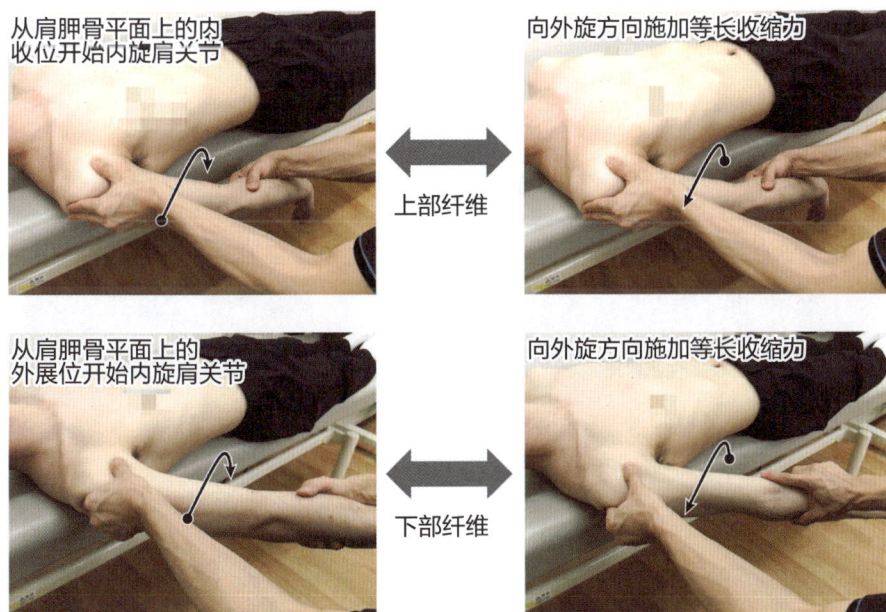

从肩胛骨平面上的内收位开始内旋肩关节

向外旋方向施加等长收缩力

上部纤维

从肩胛骨平面上的外展位开始内旋肩关节

向外旋方向施加等长收缩力

下部纤维

图 5.10　冈下肌的拉伸

上部纤维：从内收位开始内旋肩关节，由此向外旋方向施加等长收缩力。

下部纤维：从外展位开始内旋肩关节，由此向外旋方向施加等长收缩力。

（3）小圆肌

　　由于在进行关节操作时很难分离小圆肌的肌纤维，因此基本上将该肌肉视为一束。

　　用一只手固定大结节并触诊肌肉紧张程度，另一只手从屈曲、内收位开始内旋肩关节，然后向肩关节外旋方向施加等长收缩力。这一动作的目的是获得伸展性，同时使后下方关节囊的粘连被剥离，并确保与 QLS 的间隔（见图 5.11）。

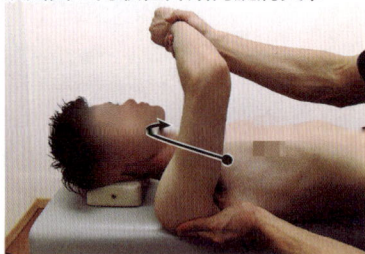

（4）肩胛下肌

　　触诊上部纤维时，用一只手固定小结节并触诊肌肉紧张程度，另一只手在肩胛骨平面上从内收位开始外旋肩关节，由此向肩关节内旋方向施加等长收缩力。对于下部纤维，用一只手固定小结节并触诊肌肉紧张程度，另一只手在肩胛骨平面上从外展位开始外旋肩关节，由此向肩关节内旋方向施加等长收缩力。该动作的目的是在保持伸展性的同时，剥离上部纤维与肩袖间隙和前上方关节囊的粘连，以及下部纤维与前下方关节囊的粘连（见图 5.12）。

（5）大圆肌

　　用一只手触诊肌肉紧张程度，另一只手从屈曲、内收位开始外旋肩关节，由此向肩关节内旋方向施加等长收缩力。这一动作的目的是获得伸展性，同时仍为 QLS 留出空间（见图 5.13）。

从屈曲、内收位开始内旋肩关节　　　　　　向外旋方向施加等长收缩力

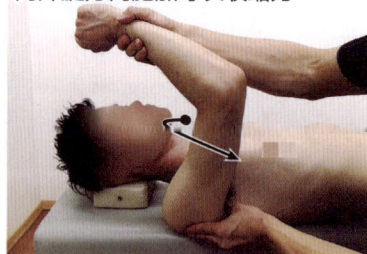

图 5.11　小圆肌的拉伸

从屈曲、内收位开始内旋肩关节，然后向肩关节外旋方向施加等长收缩力。

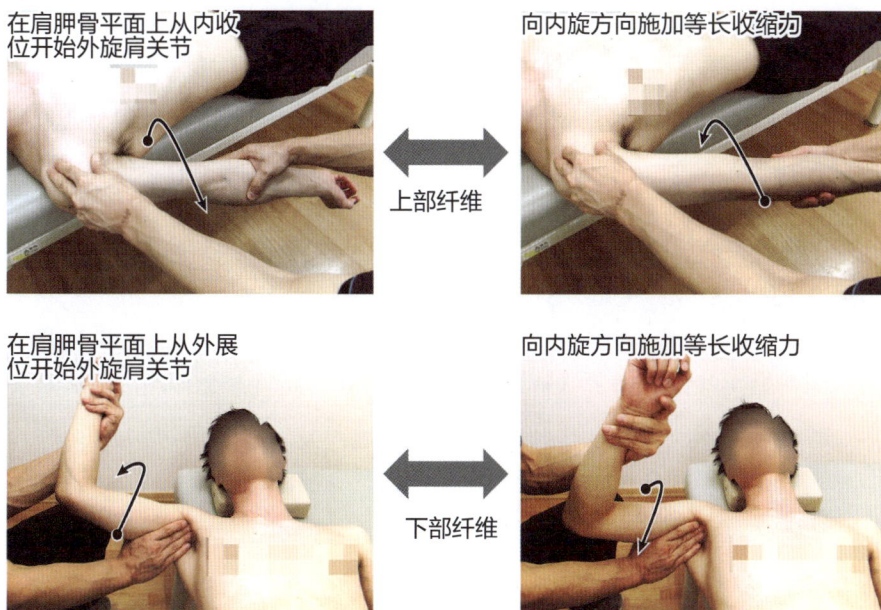

在肩胛骨平面上从内收位开始外旋肩关节　　　向内旋方向施加等长收缩力

上部纤维

在肩胛骨平面上从外展位开始外旋肩关节　　　向内旋方向施加等长收缩力

下部纤维

图 5.12　肩胛下肌的拉伸

上部纤维：从内收位开始外旋肩关节，由此向内旋方向施加等长收缩力。
下部纤维：从外展位开始外旋肩关节，由此向内旋方向施加等长收缩力。

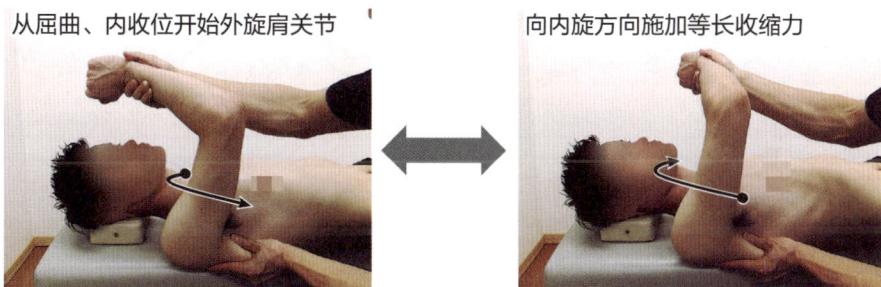

从屈曲、内收位开始外旋肩关节　　　向内旋方向施加等长收缩力

图 5.13　大圆肌的拉伸

从屈曲、内收位开始外旋肩关节，由此向内旋方向施加等长收缩力。

（6）肱二头肌

对于长头，用一只手固定大、小结节和触诊肌肉紧张程度，另一只手伸展、内收、外旋肩关节，由此向肩关节屈曲、外展、内旋方向施加等长收缩力。对于短头，用一只手触诊肌肉紧张程度，另一只手从轻度外展位开始伸展肩关节，由此向肩关节屈曲方向施加等长收缩力。这一动作的目的是获得伸展性。对于长头，要剥离结节间沟和滑轮系统中的粘连；对于短头，则要对肌皮神经进行肌内减压（见图 5.14）。

（7）喙肱肌

用一只手触诊肌肉紧张程度，另一只手从外展位开始伸展、内旋肩关节，由此向屈曲、外旋方向施加等长收缩力。这一动作的目的是为肌肉内的肌皮神经减压，同时获得肌肉的伸展性（见图 5.15）。

（8）肱三头肌长头

用一只手固定大结节并触诊肌肉紧张程度，另一只手在肘关节处于屈曲状态下屈曲肩关节，由此向肩关节伸展方向施加轻度等长收缩力。这一动作的目的是获得伸展性，同时为 QLS 留出空间（见图 5.16）。

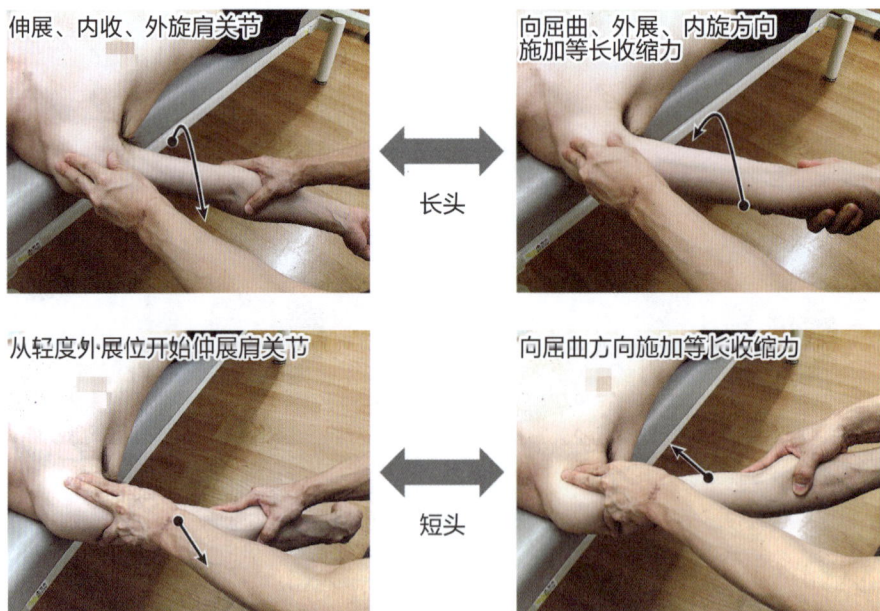

图 5.14　肱二头肌的拉伸

长头：伸展、内收、外旋肩关节，由此向屈曲、外展、内旋方向施加等长收缩力。
短头：从轻度外展位开始伸展肩关节，由此向屈曲方向施加等长收缩力。

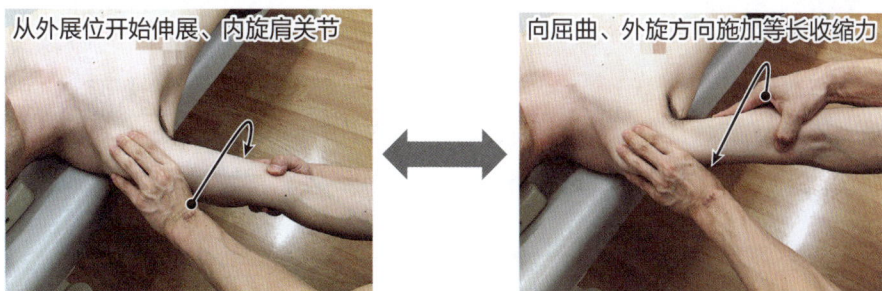

从外展位开始伸展、内旋肩关节　　　　　向屈曲、外旋方向施加等长收缩力

图 5.15　喙肱肌的拉伸

从外展位开始伸展、内旋肩关节，由此向屈曲、外旋方向施加等长收缩力。

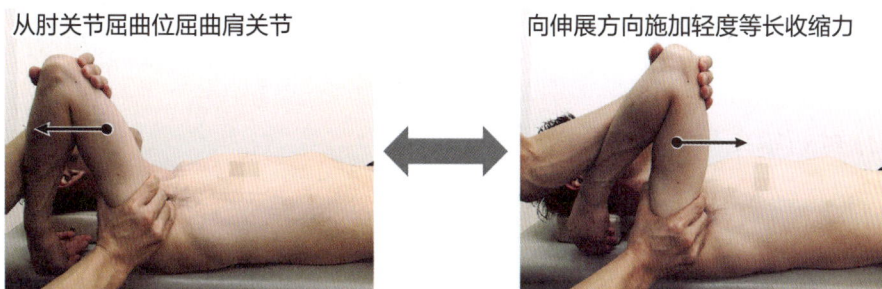

从肘关节屈曲位屈曲肩关节　　　　　　　向伸展方向施加轻度等长收缩力

图 5.16　肱三头肌长头的拉伸

在肘关节处于屈曲状态下屈曲肩关节，由此向伸展方向施加轻度等长收缩力。

7. 家庭锻炼

与运动疗法一样，家庭锻炼基本上也是针对肩胛胸廓关节的。然而，对于肩胛胸廓关节的运动疗法应以积极的方式进行，而对于盂肱关节的运动疗法，则应以较为温和的方式进行。使用等长收缩来实现肌肉收缩也很重要。

1) 锻炼顺序

（1）缓慢移动肩关节至终末端。在无痛范围内进行。

（2）进行等长收缩。

（3）再次缓慢移动肩关节至终末端。在无痛范围内进行。

（4）让肩关节慢慢返回并使其放松。

重复上述动作为一组。

2) 针对挛缩期的家庭锻炼

针对盂肱关节周围肌肉的锻炼

实际操作是，通过用健侧的手对患侧臂施加阻力来实现等长收缩。开始时的力量应为最大力量的 10%。

关键是收缩的力量要恰到好处，让人感觉"有点费力"。随着锻炼的进行，随着疼痛的消失和活动范围的增加，力量可以增加到 20% 左右。从①开始，每个练习依次进行 10 次比较安全。

① 第 1 体位的外旋运动（见图 5.17）

a. 缓慢外旋肩关节，在终末端和感觉到疼痛之前停止。

b. 在 a. 的基础上，向内旋方向移动肩关节，并用健侧手向相反方向用力，使肩关节等长收缩，保持约 3 秒。

c. 再次缓慢外旋肩关节，在终末端和感觉到疼痛之前停止。

d. 缓慢内旋肩关节使其回到原位，最后放松。

② 第 1 体位的内旋运动（见图 5.18）

a. 缓慢内旋肩关节，在终末端和感觉到疼痛之前停止。

b. 在 a. 的基础上，向外旋方向移动肩关节，并用健侧手向相反方向用力，使肩关节等长收缩，保持约 3 秒。

c. 再次缓慢内旋肩关节，在终末端和感觉到疼痛之前停止。

d. 缓慢外旋肩关节使其回到原位，最后放松。

在第1体位外旋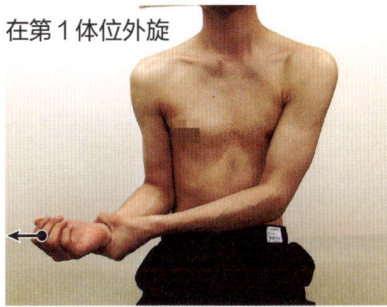

向内旋方向进行等长收缩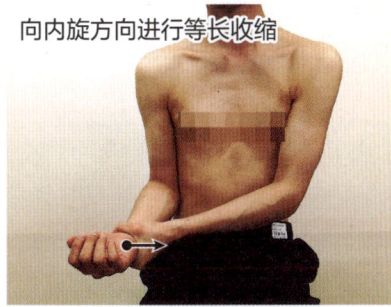

继续外旋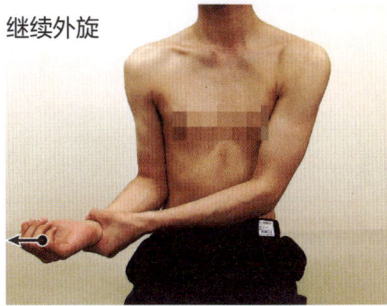

恢复原位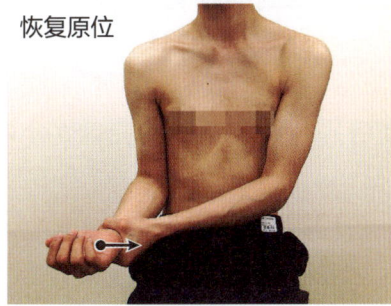

图 5.17 第1体位的外旋运动

缓慢外旋肩关节，在终末端和感觉到疼痛之前停止。在此基础上，向内旋方向移动肩关节，并用健侧手向相反方向用力，使肩关节等长收缩，保持约3秒。再次缓慢外旋肩关节，在终末端和感觉到疼痛之前停止。然后，缓慢内旋肩关节使其回到原位，最后放松。

在第1体位内旋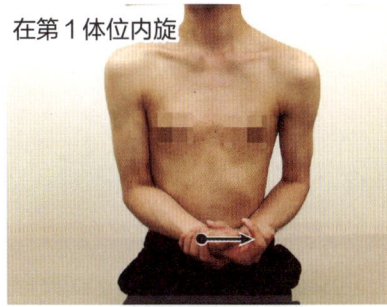

向外旋方向进行等长收缩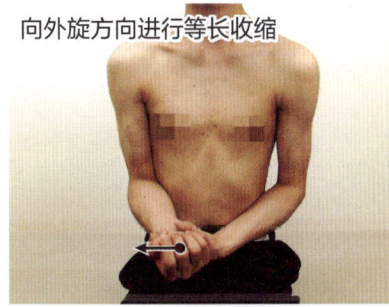

继续内旋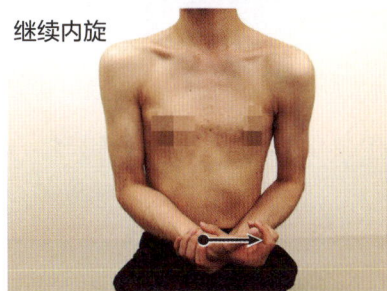

恢复原位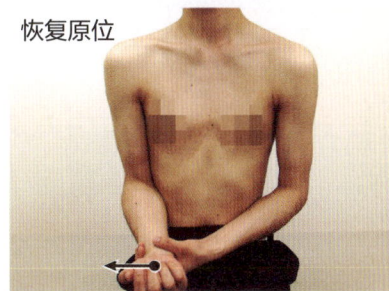

图 5.18 第1体位的内旋运动

缓慢内旋肩关节，在终末端和感觉到疼痛之前停止。在此基础上向外旋方向移动肩关节，并用健侧手向相反方向用力，使肩关节等长收缩，保持约3秒。再次缓慢内旋肩关节，在终末端和感觉到疼痛之前停止。缓慢外旋肩关节使其回到原位，最后放松。

③ 肩关节的屈曲运动（见图 5.19）

a. 缓慢地屈曲肩关节，在终末端和感觉到疼痛之前停止。

b. 在 a. 的基础上，向伸展方向移动肩关节，并用健侧手向相反方向用力，使肩关节等长收缩，保持约 3 秒。

c. 再次缓慢屈曲肩关节，在终末端和感觉到疼痛之前停止。

d. 缓慢伸展肩关节使其回到原位，最后放松。

④ 肩关节的伸展运动（见图 5.20）

a. 缓慢伸展肩关节，在终末端和感觉到疼痛之前停止。

b. 在 a. 的基础上，向屈曲方向移动肩关节，并用健侧手向相反方向用力，使肩关节等长收缩，保持约 3 秒。

c. 再次缓慢伸展肩关节，在终末端和感觉到疼痛之前停止。

d. 缓慢屈曲肩关节使其回到原位，最后放松。

5

挛缩期的治疗理念和

运动疗法

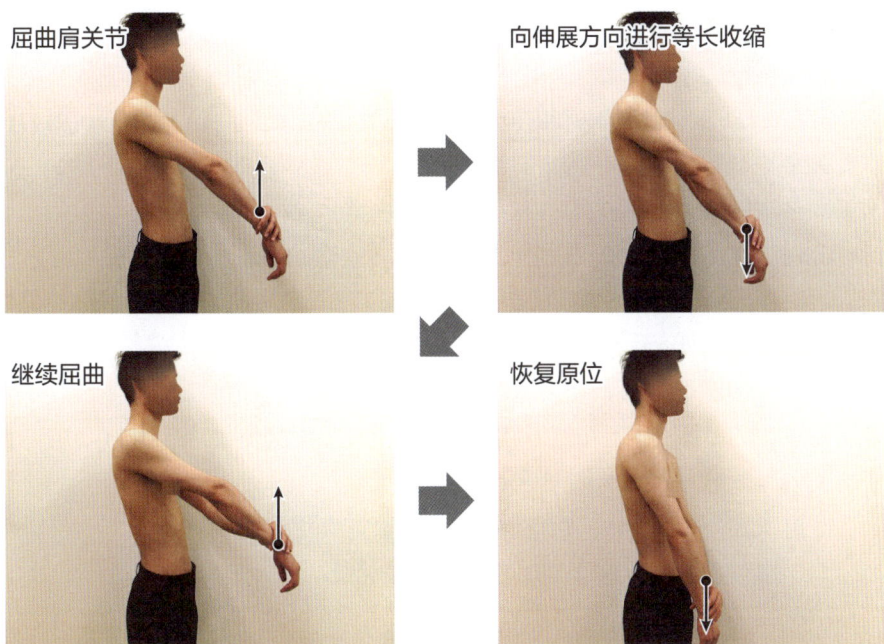

屈曲肩关节　　　　　　　　　　　向伸展方向进行等长收缩

继续屈曲　　　　　　　　　　　　恢复原位

图 5.19　肩关节的屈曲运动

缓慢地屈曲肩关节，在终末端和感觉到疼痛之前停止。在此基础上，向伸展方向移动肩关节，并用健侧手向相反方向用力，使肩关节等长收缩，保持约 3 秒。再次缓慢屈曲肩关节，在终末端和感觉到疼痛之前停止。缓慢伸展肩关节使其回到原位，最后放松。

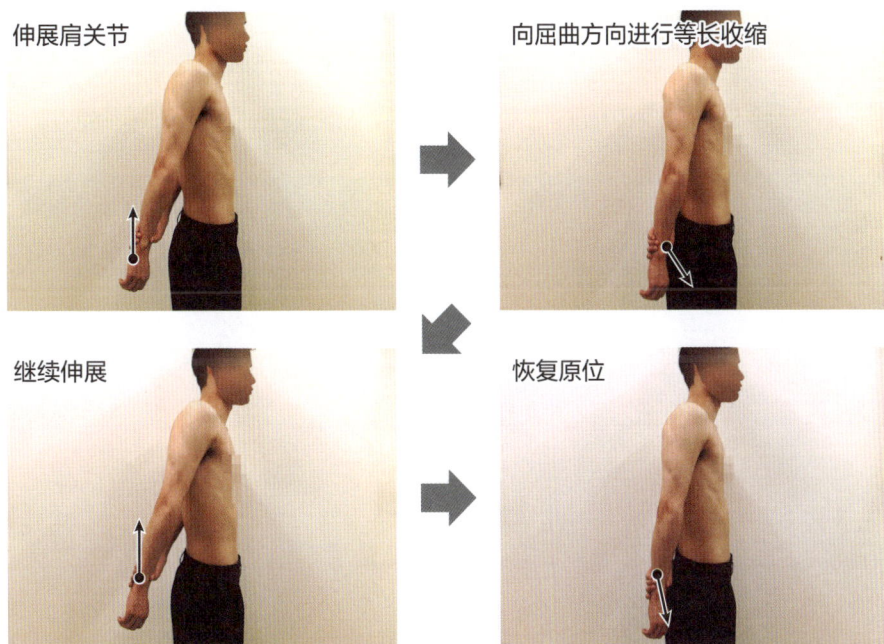

伸展肩关节　　　　　　　　　　　向屈曲方向进行等长收缩

继续伸展　　　　　　　　　　　　恢复原位

图 5.20　肩关节的伸展运动

缓慢伸展肩关节，在终末端和感觉到疼痛之前停止。在此基础上，向屈曲方向移动肩关节，用健侧手向相反方向用力，使肩关节等长收缩，保持约 3 秒。再次缓慢伸展肩关节，在终末端和感觉到疼痛之前停止。缓慢屈曲肩关节使其回到原位，最后放松。

⑤ 第 3 体位的外旋运动（见图 5.21）

a. 缓慢外旋肩关节，在终末端和感觉到疼痛之前停止。

b. 在 a. 的基础上，向内旋方向移动肩关节，并用健侧手向相反方向用力，使肩关节等长收缩，保持约 3 秒。

c. 再次缓慢外旋肩关节，在终末端和感觉到疼痛之前停止。

d. 缓慢内旋肩关节使其回到原位，最后放松。

⑥ 第 3 体位的内旋运动（见图 5.22）

a. 缓慢内旋肩关节，在终末端和感觉到疼痛之前停止。

b. 在 a. 的基础上，向外旋方向移动肩关节，并用健侧手向相反方向用力，使肩关节等长收缩，保持约 3 秒。

c. 再次缓慢内旋肩关节，在终末端和感觉到疼痛之前停止。

d. 缓慢外旋肩关节使其回到原位，最后放松。

挛缩期的治疗理念和运动疗法

在第 3 体位外旋

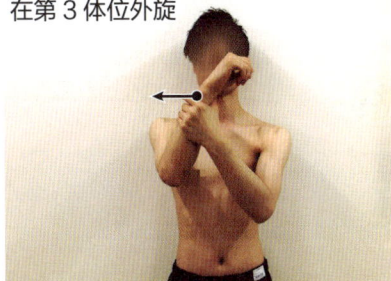

向内旋方向进行等长收缩

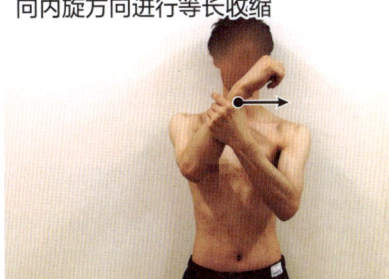

继续外旋

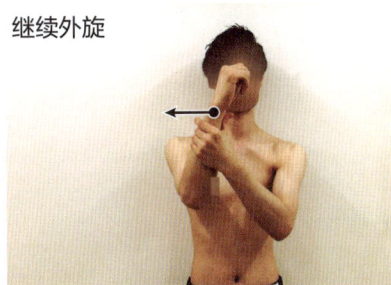

恢复原位

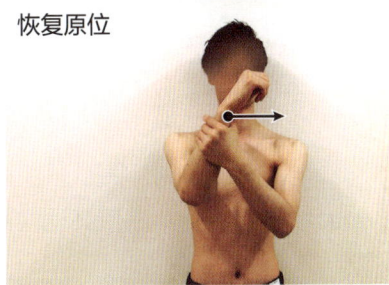

图 5.21　第 3 体位的外旋运动

缓慢外旋肩关节，在终末端和感觉到疼痛之前停止。在此基础上，向内旋方向移动肩关节，并用健侧手向相反方向用力，使肩关节等长收缩，保持约 3 秒。再次缓慢外旋肩关节，在终末端和感觉到疼痛之前停止。然后，缓慢内旋肩关节使其回到原位，最后放松。

在第 3 体位内旋

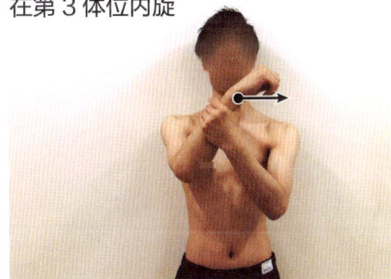

向外旋方向进行等长收缩

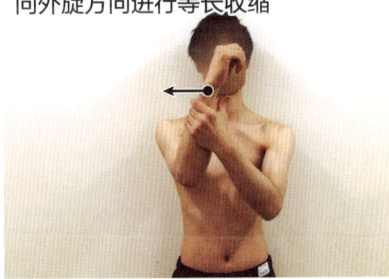

继续内旋

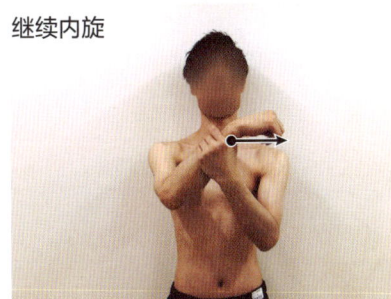

恢复原位

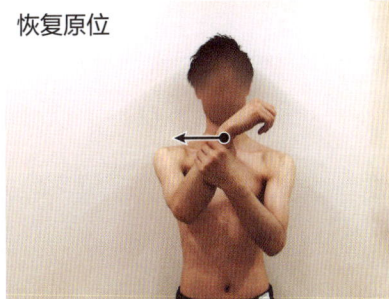

图 5.22　第 3 体位的内旋运动

缓慢内旋肩关节，在终末端和感觉到疼痛之前停止。在此基础上，向外旋方向移动肩关节，并用健侧手向相反方向用力，使肩关节等长收缩，保持约 3 秒。再次缓慢内旋肩关节，在终末端和感觉到疼痛之前停止。然后，缓慢外旋肩关节使其回到原位，最后放松。

⑦ 从水平伸展开始的水平屈曲运动（见图 5.23）

a. 缓慢水平屈曲肩关节，在终末端和感觉到疼痛之前停止。

b. 在 a. 的基础上，向水平伸展方向移动肩关节，并用健侧手施加相反方向的力，使肩关节等长收缩，保持约 3 秒。

c. 再次缓慢水平屈曲肩关节，在终末端和感觉到疼痛之前停止。

d. 缓慢水平伸展肩关节使其返回原位，最后放松。

⑧ 肩关节的外展练习（见图 5.24）

a. 缓慢外展肩关节，在终末端和感觉到疼痛之前停止。

b. 在 a. 的基础上，向内收方向移动肩关节，并用健侧手施加相反方向的力，使肩关节等长收缩，保持约 3 秒。

c. 再次缓慢外展肩关节，在终末端和感觉到疼痛之前停止。

d. 缓慢内收肩关节使其返回原位，最后放松。

水平屈曲肩关节

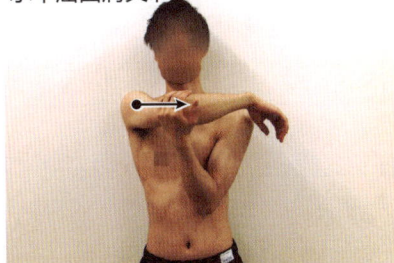

向水平伸展方向进行等长收缩

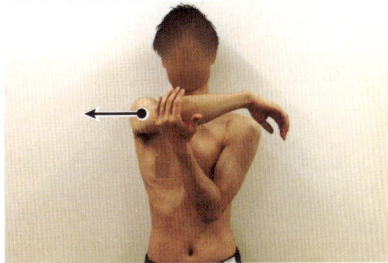

继续水平屈曲

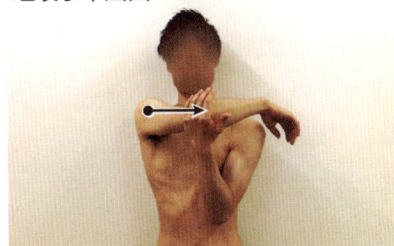

恢复原位

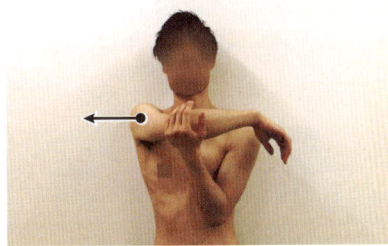

图 5.23　从水平伸展开始的水平屈曲运动

缓慢水平屈曲肩关节，在终末端和感觉到疼痛之前停止。在此基础上，向水平伸展方向移动肩关节，并用健侧手施加相反方向的力，使肩关节等长收缩，保持约 3 秒。再次缓慢水平屈曲肩关节，在终末端和感觉到疼痛之前停止。缓慢水平伸展肩关节使其返回原位，最后放松。

外展肩关节

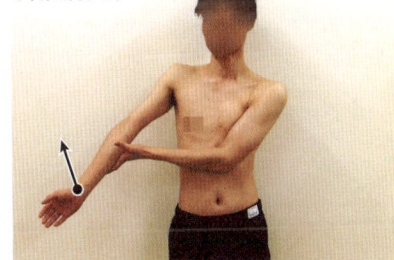

向内收方向进行等长收缩

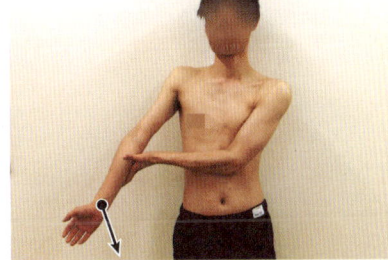

继续外展

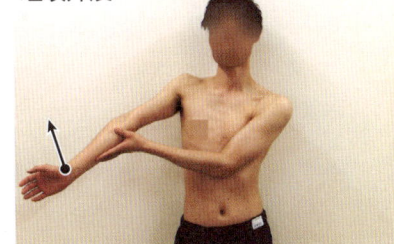

恢复原位

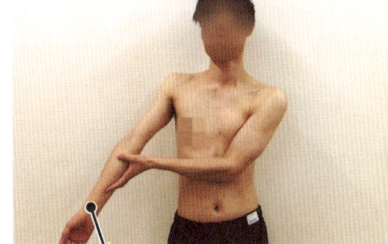

图 5.24　肩关节的外展练习

缓慢外展肩关节，在终末端和感觉到疼痛之前停止。在此基础上，向内收方向移动肩关节，并用健侧手施加相反方向的力，使肩关节等长收缩，保持约 3 秒。再次缓慢外展肩关节，在终末端和感觉到疼痛之前停止。缓慢内收肩关节使其返回原位，最后放松。

⑨ 肩关节的内收练习（见图 5.25）

a. 缓慢内收肩关节，在终末端和感觉到疼痛之前停止。

b. 在 a. 的基础上，向外展方向移动肩关节，并用健侧手施加相反方向的力，使肩关节等长收缩，保持约 3 秒。

c. 再次缓慢内收肩关节，在终末端和感觉到疼痛之前停止。

d. 慢慢外展肩关节使其恢复原位，最后放松。

⑩ 第 2 体位的外旋练习（如果外展活动范围不足，则进行终末端练习）（见图 5.26）

a. 缓慢外旋肩关节，在终末端和感觉到疼痛之前停止。

b. 在 a. 的基础上，向内旋方向移动肩关节，并用健侧手施加相反方向的力，使肩关节等长收缩，保持约 3 秒。

c. 再次缓慢外旋肩关节，在终末端和感觉到疼痛之前停止。

d. 慢慢内旋肩关节使其恢复原位，最后放松。

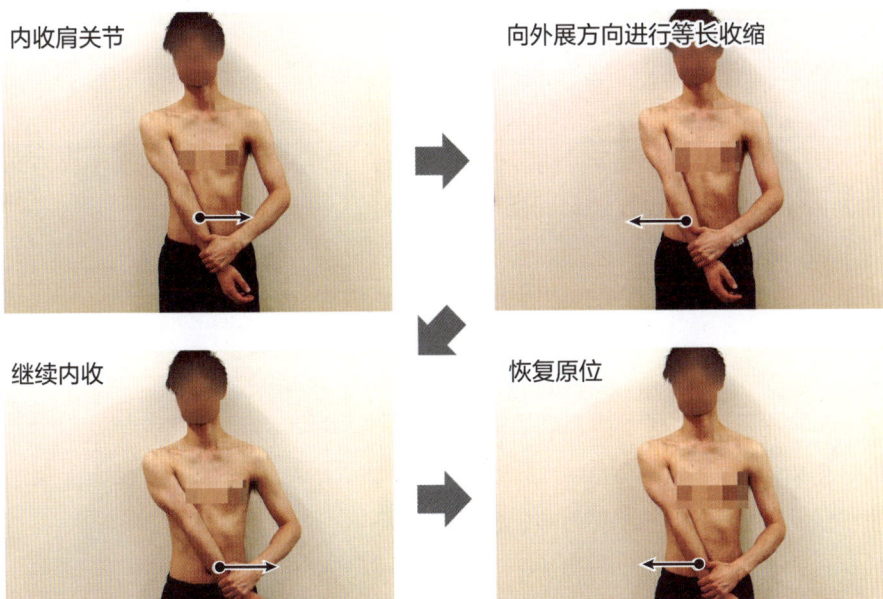

图 5.25　肩关节的内收练习

缓慢内收肩关节，在终末端和感觉到疼痛之前停止。在此基础上，向外展方向移动肩关节，并用健侧手施加相反方向的力，使肩关节等长收缩，保持约 3 秒。再次缓慢内收肩关节，在终末端和感觉到疼痛之前停止。慢慢外展肩关节使其恢复原位，最后放松。

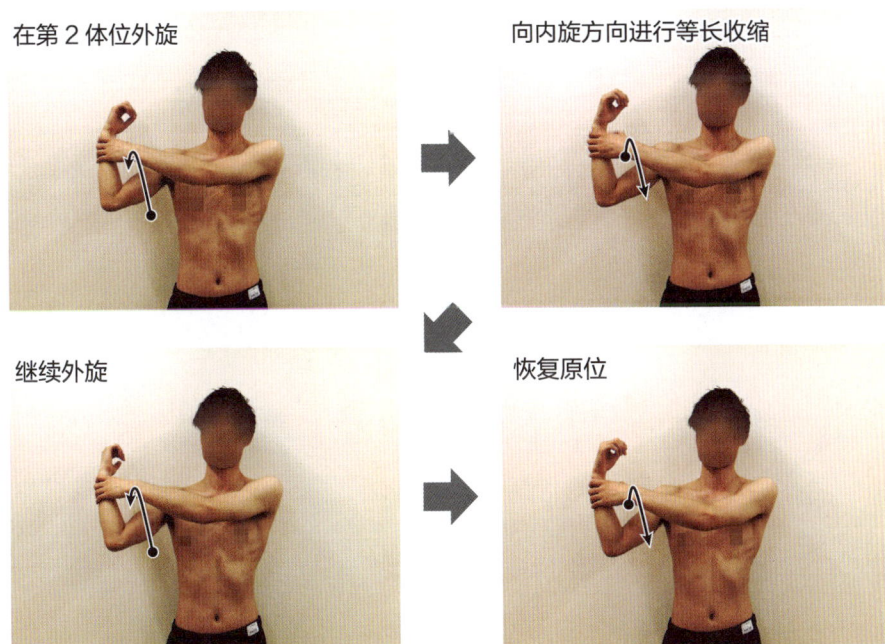

图 5.26　第 2 体位的外旋练习

缓慢外旋肩关节，在终末端和感觉到疼痛之前停止。在此基础上，向内旋方向移动肩关节，并用健侧手施加相反方向的力，使肩关节等长收缩，保持约 3 秒。再次缓慢外旋肩关节，在终末端和感觉到疼痛之前停止。然后慢慢内旋肩关节使其恢复原位，最后放松。

⑪ 第 2 体位的内旋练习（如果外展活动范围不足，则进行终末端练习）
（见图 5.27）

    a. 缓慢内旋肩关节，在终末端和感觉到疼痛之前停止。

    b. 在 a. 的基础上，向外旋方向移动肩关节，并用健侧手施加相反方向
的力，使肩关节等长收缩，保持约 3 秒。

    c. 再次缓慢内旋肩关节，在终末端和感觉到疼痛之前停止。

    d. 慢慢外旋肩关节使其回到原位，最后放松。

⑫ 从水平屈曲开始的水平伸展练习（见图 5.28）

    a. 缓慢地水平伸展肩关节，在终末端和感觉到疼痛之前停止。

    b. 在 a. 的基础上，向水平屈曲方向移动肩关节，并用健侧手施加相反
方向的力，使肩关节等长收缩，保持约 3 秒。

    c. 再次缓慢水平伸展肩关节，在终末端和感觉到疼痛之前停止。

    d. 慢慢水平屈曲肩关节使其回到原位，最后放松。

在第2体位内旋

向外旋方向进行等长收缩

继续内旋

恢复原位

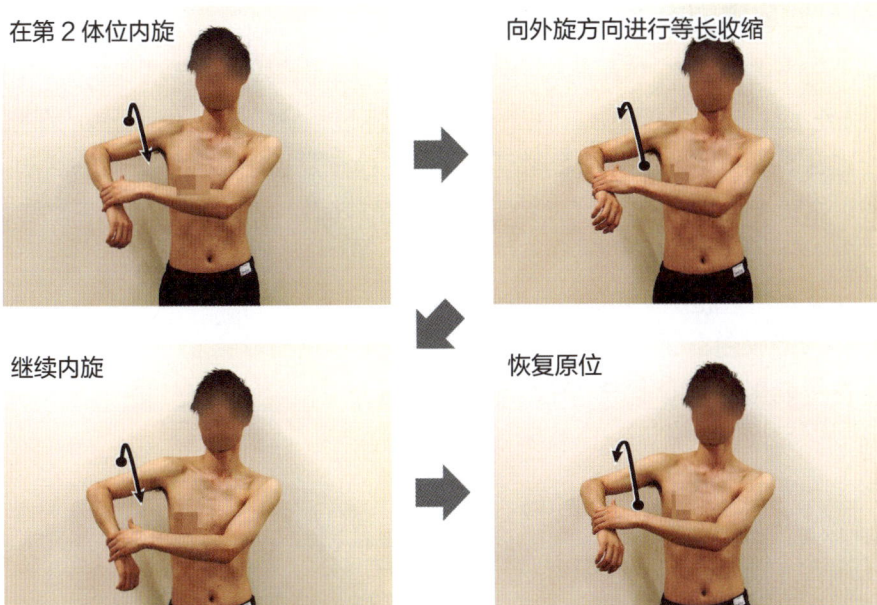

图 5.27　第2体位的内旋练习

缓慢内旋肩关节，在终末端和感觉到疼痛之前停止。在此基础上，向外旋方向移动肩关节，并用健侧手施加相反方向的力，使肩关节等长收缩，保持约3秒。再次缓慢内旋肩关节，在终末端和感觉到疼痛之前停止。然后慢慢外旋肩关节使其回到原位，最后放松。

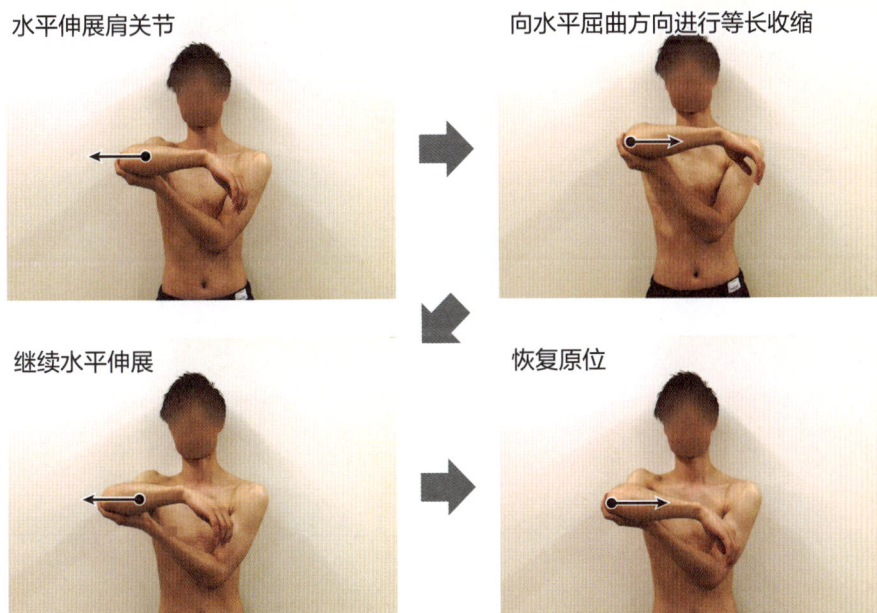

水平伸展肩关节

向水平屈曲方向进行等长收缩

继续水平伸展

恢复原位

图 5.28　从水平屈曲开始的水平伸展练习

缓慢地水平伸展肩关节，在终末端和感觉到疼痛之前停止。在此基础上，向水平屈曲方向移动肩关节，并用健侧手施加相反方向的力，使肩关节等长收缩，保持约3秒。再次缓慢水平伸展肩关节，在终末端和感觉到疼痛之前停止。然后慢慢水平屈曲肩关节使其回到原位，最后放松。

3)针对肩胛胸廓关节周围肌肉的锻炼

　　适当进行锻炼对肩胛胸廓关节周围的肌肉都有效。以下练习不会引起疼痛，因为它们不涉及盂肱关节的活动。不过，肩胛胸廓关节周围的肌肉可能会有牵拉感。如果练习时疼痛，需要检查是否伴有盂肱关节的活动，可以用镜子检查或采取坐在椅子上的姿势，以减轻负担，也可以创新动作。

（1）从躯干屈曲开始的伸展练习（见图 5.29）
①将双臂放在桌面上。
②尽可能将背部弯下去，在终末端保持 5 秒。
③尽可能地伸直背部，在终末端保持 5 秒。

（2）躯干侧屈练习（见图 5.30）
①双臂在胸前交叉，伸展背肌。
②侧屈躯干，注意不要移动骨盆，在终末端保持 5 秒。
③躯干以同样的方式向另一侧侧屈，在终末端保持 5 秒。

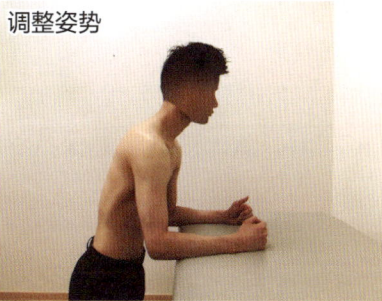

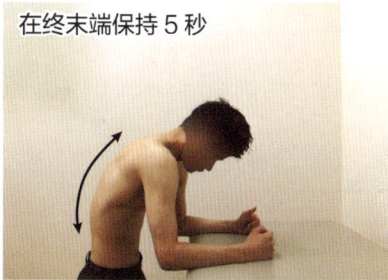

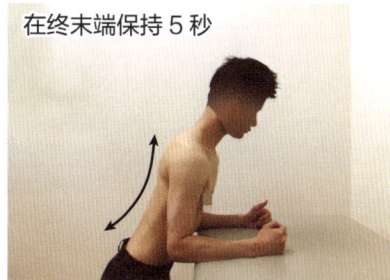

图 5.29　从躯干屈曲开始的伸展练习

将双臂放在桌面上。尽可能将背部弯下去，在终末端保持 5 秒。尽可能地伸直背部，在终末端保持 5 秒。

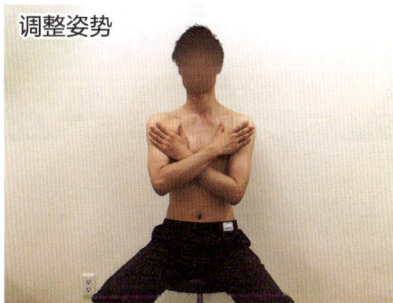

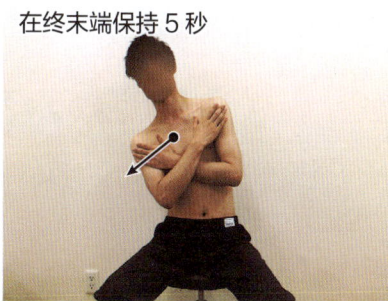

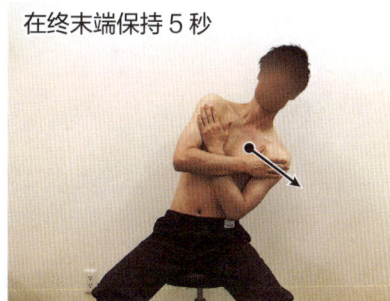

图 5.30　躯干侧屈练习

双臂在胸前交叉，伸展背肌。侧屈躯干，注意不要移动骨盆，在终末端保持 5 秒。躯干以同样的方式向另一侧侧屈，在终末端保持 5 秒。

挛缩期的治疗理念和运动疗法

（3）躯干回旋练习（见图 5.31）

①双臂在胸前交叉，伸展背肌。

②想象轴线位于身体中心，同时将躯干转向一侧，在终末端保持 5 秒。

③躯干以同样的方式转向另一侧，在终末端保持 5 秒。

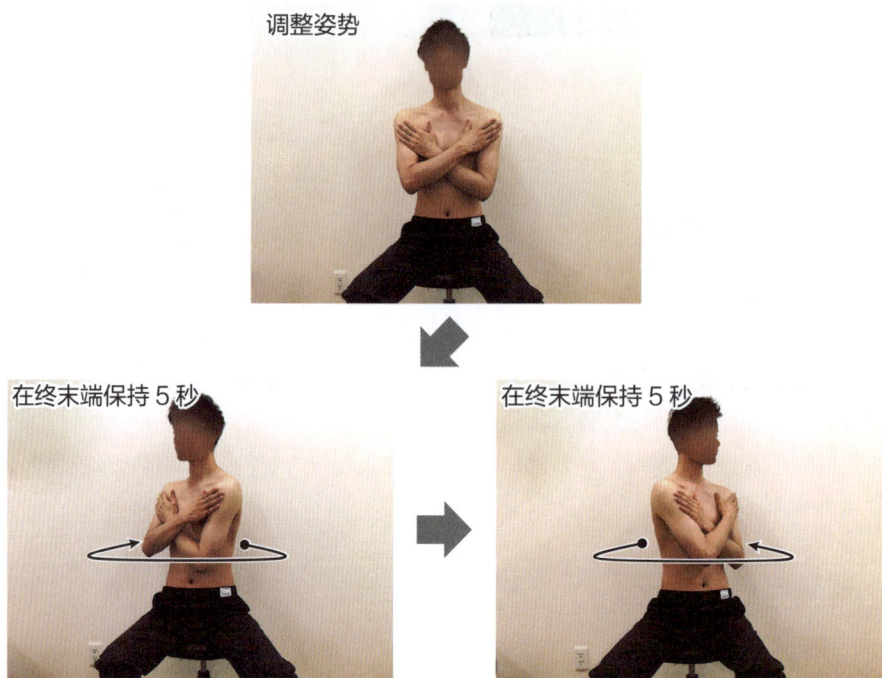

图 5.31　躯干回旋练习

双臂在胸前交叉，伸展背肌。想象轴线位于身体中心，同时将躯干转向一侧，在终末端保持 5 秒。躯干以同样的方式转向另一侧，在终末端保持 5 秒。

总结

　　由于挛缩期不可避免地会出现肩关节活动范围减小的情况，因此必须恢复肩胛胸廓关节周围肌肉的柔韧性，同时尽量减少软组织纤维化和粘连。在此基础上，本章介绍了运动疗法和家庭锻炼。所有这些运动都应尽可能在无痛的情况下进行，且要牢记这是一个持续反复、需要耐心的阶段。

第6章
缓解期的治疗理念和
运动疗法

第6章 缓解期的治疗理念和运动疗法

在缓解期，肩关节的活动范围增大，和疼痛期和挛缩期相比，疼痛减轻。运动疗法和家庭锻炼也更容易取得很好的效果，肩肱节律也恢复正常。换句话说，缓解期是一个适合积极对盂肱关节进行运动治疗的时期。与挛缩期不同，缓解期的特征是获得的关节活动范围在一定程度上可以保持。

事实上，一些图书和文章没有区分缓解期与挛缩期。换句话说，挛缩期和缓解期之间没有明确的界限，因此只能根据临床经验来确定过渡的时间。

根据笔者的临床经验，进入缓解期后盂肱关节的活动范围开始扩大，虽然在终末端会出现疼痛，但关节其他部位的疼痛主诉几乎消失；疼痛的性质和强度也会发生变化，在许多病例中，静息痛和夜间痛都会消失，几乎所有患者都只有在运动时才会感到疼痛。

当五十肩的症状发生这样的变化时，可以判断进入缓解期，此时应开展运动治疗，积极增加盂肱关节的活动范围。运动疗法的效果在这个阶段比较明显，而不像挛缩期那样一直处于效果反复的状态。

1. 缓解期的治疗目的

缓解期的治疗目的是增加盂肱关节的活动范围。受伤组织是修复、纤维化和粘连的混合体。因此，必须对纤维化组织进行牵拉，对因粘连而无法滑动的组织进行滑动。对需要治疗的组织逐渐施加物理刺激，使其恢复原有的伸展性和滑动性，从而恢复盂肱关节的运动。这一时期的疼痛大多是终末端疼痛，但随着活动范围的增加，疼痛会减轻。

2. 缓解期的应对方法

在缓解期，治疗目的是恢复受限制的运动，其中打结动作是无法代偿的。因此，有必要扩大活动范围，重点是旋转运动。扩大活动范围的要点将在"4.缓解期物理治疗的理念"中讨论，可以理解为在活动范围的终末端，运动轴可能会发生移位。换句话说，通过测量活动范围获得的角度只是表象，肱骨头通常会在关节内沿着松弛组织的方向移位。因此，如果在关节轴线对齐的情况下精确测量活动范围，则会出现 10°~15° 的减少。关节活动范围的终末端应限制在疼痛可忍受的程度，同时要知道，无法忍受的疼痛会损伤关节内组织。

另外，在此期间，关节操作的基础应该是使肱骨头与关节盂对齐，这一点不应被遗忘，尤其是在活动时疼痛无法控制的情况下。

3. 缓解期注射疗法和药物疗法的效能

在缓解期，很少需要注射疗法和药物疗法。有时可能由于某种原因，疼痛会暂时加剧，只有在这种情况下才需要服用消炎镇痛药或其他药物。根据笔者的经验，许多好久没服用消炎镇痛药的患者在服用消炎镇痛药后都表示药物"效果很好"。因此，与疼痛期和挛缩期不同，可以考虑逐渐增加用药间隔时间，最重要的是要与主治医生讨论。

4. 缓解期物理治疗的理念

下面说明恢复肩关节上举运动的两个要点。首先，第 1 体位的外旋角度至少要达到 20°，上举角度才能超过 90°。这是因为如果在没有足够外旋角度的情况下上举肩关节，第二肩关节处的大结节就会与喙肩弓相撞，限制运动。其次，第 2 体位的外旋角度达到 90°，第 3 体位的内旋角度至少为 0°，上举角度才能超过 150°。应利用这两点来展开物理治疗。

5. 缓解期应注意的日常生活活动

在缓解期，肩部应恢复到最大活动度。此时，熟悉日常生活活动所需的肩关节活动范围非常有帮助。本节还介绍了有关运动的一些想法。

1) 日常生活活动所需的肩关节活动范围

为了顺利进行日常生活活动，有必要了解这些活动所需的肩关节活动范围。

整理头发动作（见图 6.1）所需的肩关节活动范围为屈曲 70° 以上、外旋 70° 以上。

洗澡动作（见图 6.2），要求肩关节屈曲 70° 以上，内、外旋 40° 以上。

更衣动作（见图 6.3），要求肩关节在穿脱上衣时屈曲 70° 以上，内、外旋 45° 以上，穿脱下衣时外展 25° 以上、外旋 30° 以上。

如果肩关节活动范围不足，日常生活活动困难，首先应将这些角度作为参考，并以此为方向进行运动治疗和家庭锻炼。同样重要的是要明白，这些角度只是参考角度，所需的活动范围可能因人而异。

如果患者的活动范围无法满足日常生活所需，他们基本上会主要用健侧手进行日常生活活动，即使健侧手是非惯用手，他们也会主要使用健侧手。虽然一开始可能会感到困难，但很多人都会根据经验很快适应，因此请向他们解释清楚，并建立信任关系。下面介绍患者经常咨询的日常生活活动的内容。

6

缓解期的治疗理念和

运动疗法

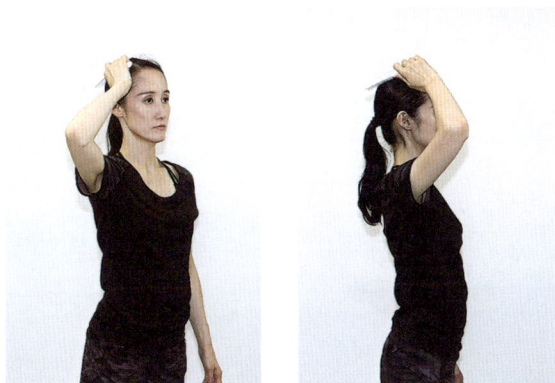

图 6.1　整理头发动作
所需的肩关节活动范围为屈曲 70° 以上、外旋 70° 以上。

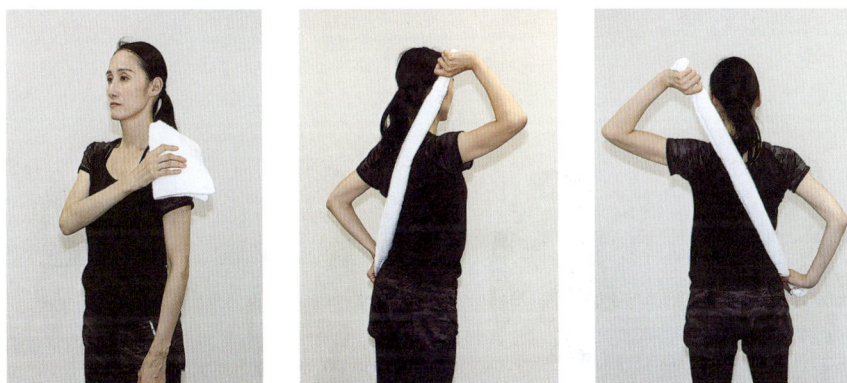

a. 清洗对侧肩部　　　　b. 转动上侧的手　　　　c. 转动下侧的手

图 6.2　洗澡动作
要求肩关节屈曲 70° 以上，内、外旋 40° 以上。

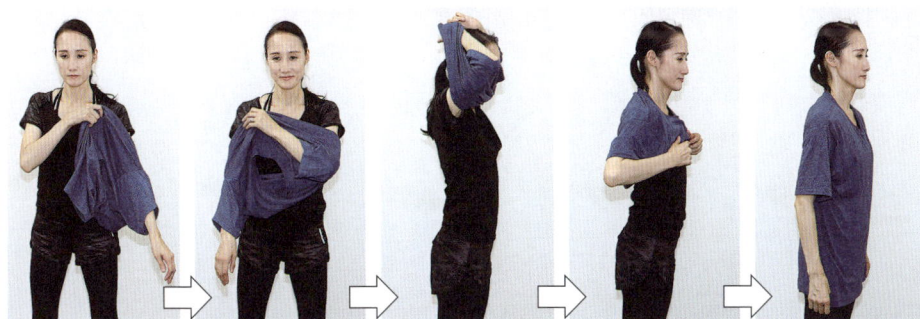

图 6.3　更衣动作
要求肩关节在穿脱上衣时屈曲 70° 以上，内、外旋 45° 以上，穿脱下衣时外展 25°
以上、外旋 30° 以上（图中未展示）。

（1）束发动作（见图 6.4）

首先，将手肘放在桌上，背部大幅度侧屈。然后，将头靠近手梳理头发。最后束发。使用吹风机时也应遵循同样的步骤。

（2）洗澡动作（清洗背部的方法）（见图 6.5）

首先，准备一条长毛巾。然后双手握住毛巾，患侧手在下侧，健侧手在上侧，以健侧手为主移动毛巾清洗背部。

（3）更衣动作（见图 6.6）

穿衣时，应先患侧手穿过衣服，然后用健侧手帮助头部穿过衣服，健侧手最后再穿过衣服。脱衣时，患者应先从健侧脱衣服，然后用健侧手将头部移开，最后再移开患侧手。对于上衣和下衣，穿带扣子的衣服会更方便，对肩部的压力也更小。

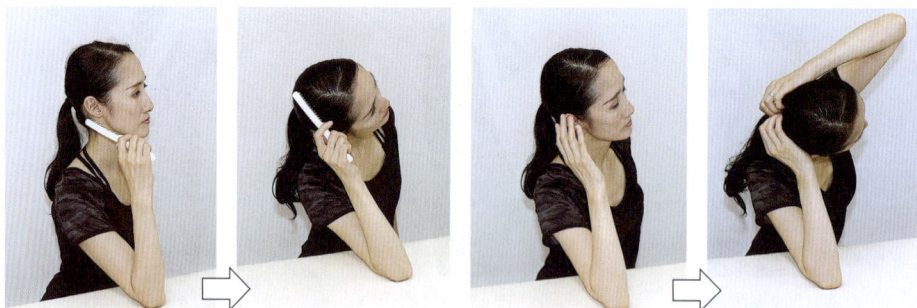

a. 将手肘放在桌上　　b. 将头靠近手梳理头发　　c. 将手肘放在桌上　　　d. 将头靠近手束发

图 6.4　束发动作
首先，将手肘放在桌上，背部大幅度侧屈。然后将头靠近手梳理头发。最后束发。使用吹风机时也应遵循同样的步骤。

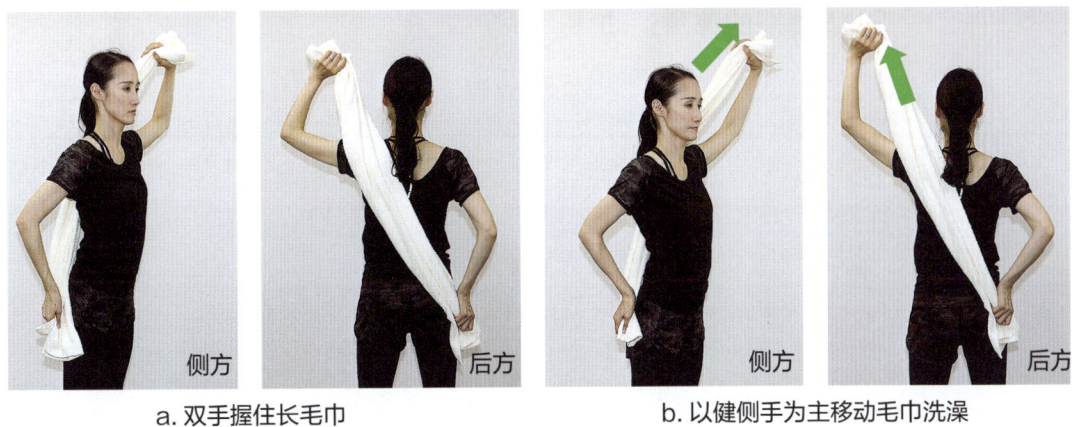

a. 双手握住长毛巾　　　　　　　　　　b. 以健侧手为主移动毛巾洗澡

图 6.5　洗澡动作（清洗背部的方法）
双手握住毛巾，患侧手在下侧，健侧手在上侧，以健侧手为主移动毛巾清洗背部。

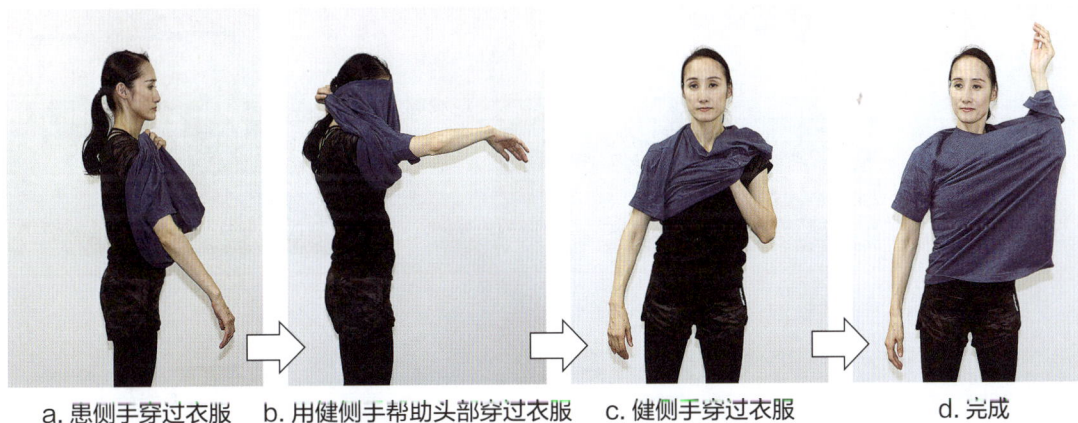

a. 患侧手穿过衣服　　b. 用健侧手帮助头部穿过衣服　　c. 健侧手穿过衣服　　d. 完成

图 6.6　更衣动作
穿衣时，从患侧穿衣，最后再穿健侧。
脱衣时，从健侧脱衣，最后再移开患侧（图中未展示）。

6

缓解期的治疗理念和运动疗法

2) 缓解期的体育运动

肩关节需要有较大的活动范围，才能顺利地进行运动，尤其是旋转运动。然而，如果肩关节的活动范围受到限制，运动时疼痛难忍，那么运动成绩就会明显下降，无法正常地参加比赛。解决这一问题的最佳方法就是改变现有的姿势。在挥拍和投掷动作中，关键是从以肩为中心的姿势转换为以肩胛骨为中心的姿势（见图 6.7）。

事实上，如果将重点放在肩胛骨运动而不是肩部运动上，在许多体育活动中的表现都会得到提升。因此，笔者认为，应将受伤作为学习如何使用肩胛骨的机会，并将学习成果应用于体育和日常生活活动中。只要循序渐进地学习，肩胛骨的使用情况就能得到改善。

疼痛不应该让人们远离体育运动，人们应该在缓解期积极参与体育运动。

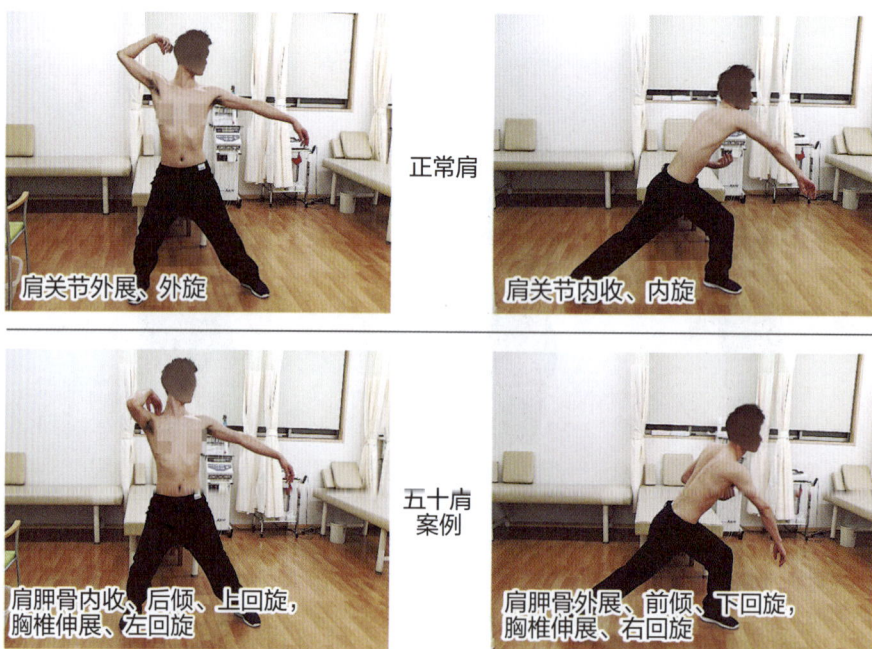

正常肩

肩关节外展、外旋 · 肩关节内收、内旋

五十肩案例

肩胛骨内收、后倾、上回旋，胸椎伸展、左回旋 · 肩胛骨外展、前倾、下回旋，胸椎伸展、右回旋

图 6.7　缓解期的体育运动
在挥拍和投掷动作中，关键是要从以肩为中心的姿势转换为以肩胛骨为中心的姿势。其中的关键是让运动员意识到手臂与躯干的连接点不是肩关节，而是肩胛骨。

6. 缓解期的运动疗法

在缓解期，受损组织基本得到修复，纤维化、粘连组织混合存在。因此，运动疗法的诀窍在于恢复盂肱关节的运动，因为通过对需要治疗的组织逐渐施加物理刺激，可以恢复其原有的伸展性和滑动性。

这种运动疗法的一个重要部分是确保治疗师希望恢复伸展性和滑动性的组织与患者感受到牵拉感和紧张感的组织相匹配。如果冈下肌本想被牵拉，但却没有被牵拉（例如，如果大结节与喙肩弓相撞并挤压肩峰下滑囊或肩袖，导致紧张感），那么就无法获得很好的效果。此外，患者所感受到的牵拉感或紧张感的理想强度应该是舒适的，而不是强忍的。

关于具体方法，请参考第 5 章，因为"放松练习"和"拉伸练习"的方法在挛缩期和缓解期是一样的，只是强弱程度不同。此外，在缓解期，改善关节囊的挛缩也很重要，具体方法如下。

● 放松练习：见第 5 章（第 114 页）。
● 拉伸练习：见第 5 章（第 120 页）。
● 改善关节囊的挛缩。

随着关节囊的收缩，关节的活动范围会明显受到限制。在挛缩期，由于滑膜炎等因素的影响，即使关节囊获得了伸展性，也无法提供足够的空间，活动范围会时大时小。而在缓解期，一旦恢复，软组织的伸展性和滑动性就不易恢复到原来的状态。因此，在这一时期对关节囊进行牵拉操作可以收到很好的效果（当然，也可以在挛缩期进行，但必须注意，如果操作不当，可能会引起疼痛）。

此外，关节囊的每个部分都附着有肩袖。然而，在关节囊拉伸不当的情况下，肩袖与关节囊之间往往会出现粘连。因此，在此介绍拉伸关节囊的动作，其目的是提升关节囊的伸展性和肩袖的滑动性。

实际操作包括牵拉目标关节囊，然后使附着在该区域的肩袖肌肉收缩，反复进行。由于肩袖并不直接附着在喙肱韧带和腋窝凹陷上，因此以牵拉动作为主。

需要注意的是，想象关节盂的位置非常重要，在考虑如何将肱骨头压入关节盂时，可以想象关节盂是一个时钟，分别考虑向上、向下、向前、向后压入。在本书中，以右上肢为例：12 点钟方向位于关节盂上方，与肩锁关节方向一致；3 点钟方向位于关节盂前方，与喙突方向一致；6 点钟方向位于关节盂下方，远离肩锁关节；9 点钟方向位于关节盂后方，远离喙突。一旦可以想象到这一点，也就可以确定前上方、前下方、后上方和后下方。

（1）盂上关节囊（包括肩峰下滑囊）

盂上关节囊的伸展性和滑动性的实现利用了冈上肌的功能。用一只手固定上肢，另一只手将肱骨头向上推，挤压关节盂。在肩胛骨平面上内收肩关节，然后轻度外旋，前部纤维被牵拉。然后在肩胛骨平面上外展、内旋肩关节，使肌肉收缩。在肩胛骨平面上内收肩关节并由此轻度内旋，后部纤维被牵拉。然后，在肩胛骨平面上外展、外旋肩关节，使肌肉收缩。这种手法（见图6.8）不仅能有效改善打结动作和肩胛骨位置异常，而且是与疼痛高度相关的肩峰下滑囊和肩袖之间粘连的松解手法，因此也是一种物理治疗师应熟练掌握的技术。

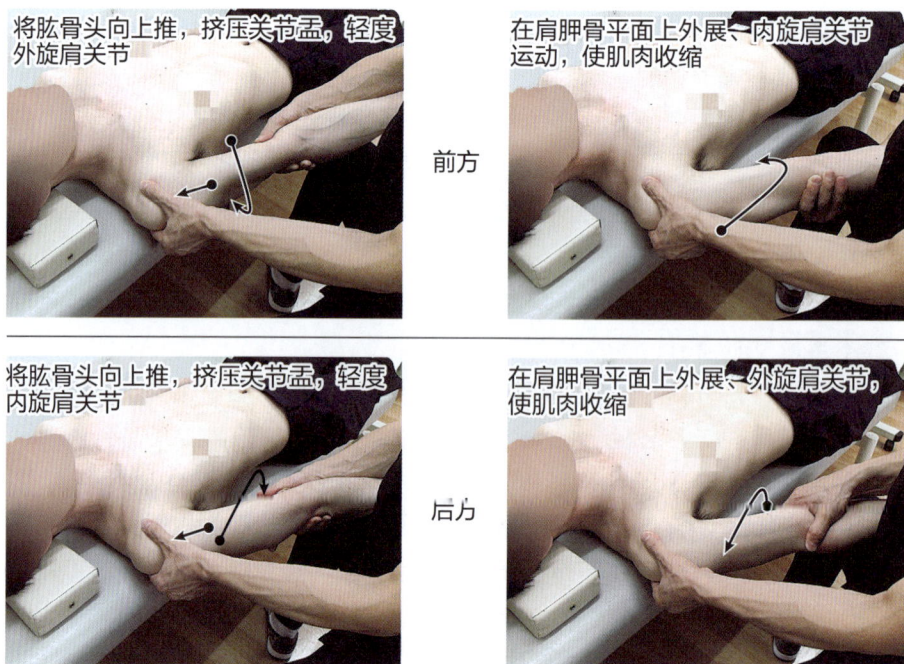

图 6.8　盂上关节囊的牵拉操作（肩峰下滑囊粘连的剥离操作）

前部纤维：将肱骨头向上推，挤压关节盂，在肩胛骨平面上内收肩关节，由此轻度外旋肩关节以牵拉前部纤维。然后，在肩胛骨平面上外展、内旋肩关节，使肌肉收缩。

后部纤维：将肱骨头向上推，挤压关节盂，在肩胛骨平面上内收肩关节，由此轻度内旋肩关节以牵拉后部纤维。然后，在肩胛骨平面上外展、外旋肩关节，使肌肉收缩。

（2）前方关节囊

前方关节囊的伸展性和滑动性的实现利用了肩胛下肌的功能。用一只手固定上肢；另一只手将肱骨头向前推，抵住关节盂。在内收与外旋肩关节的过程中，前上方关节囊被牵拉。然后内旋肩关节，使肌肉收缩。外展与外旋肩关节时，前下方关节囊被牵拉。然后内旋肩关节，使肌肉收缩。这一动作（见图 6.9）可有效改善束发动作。

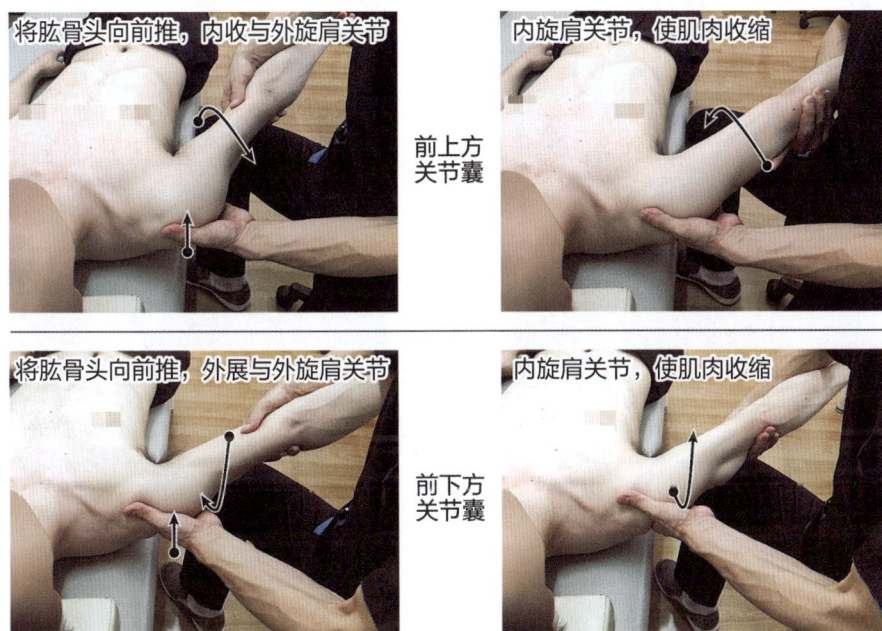

将肱骨头向前推，内收与外旋肩关节　　内旋肩关节，使肌肉收缩　　前上方关节囊

将肱骨头向前推，外展与外旋肩关节　　内旋肩关节，使肌肉收缩　　前下方关节囊

图 6.9　前方关节囊的牵拉操作

前上方关节囊：将肱骨头向前推，抵住关节盂，内收肩关节，并由此向外旋方向牵拉。然后内旋肩关节，使肌肉收缩。

前下方关节囊：将肱骨头向前推，抵住关节盂，外展肩关节，并由此向外旋方向牵拉。然后，内旋肩关节，使肌肉收缩。

（3）后方关节囊（包括后上方关节囊）

后方关节囊的伸展性和滑动性的实现利用了冈下肌的功能。用一只手固定上肢；另一只手将肱骨头向后推，抵住关节盂。内收肩关节，由此开始内旋肩关节，后上方关节囊被牵拉。然后外旋肩关节，使肌肉收缩。外展肩关节，由此开始内旋肩关节，后方关节囊被牵拉。然后外旋肩关节，使肌肉收缩。这一动作（见图 6.10）可有效改善打结动作和肱骨头的前移。

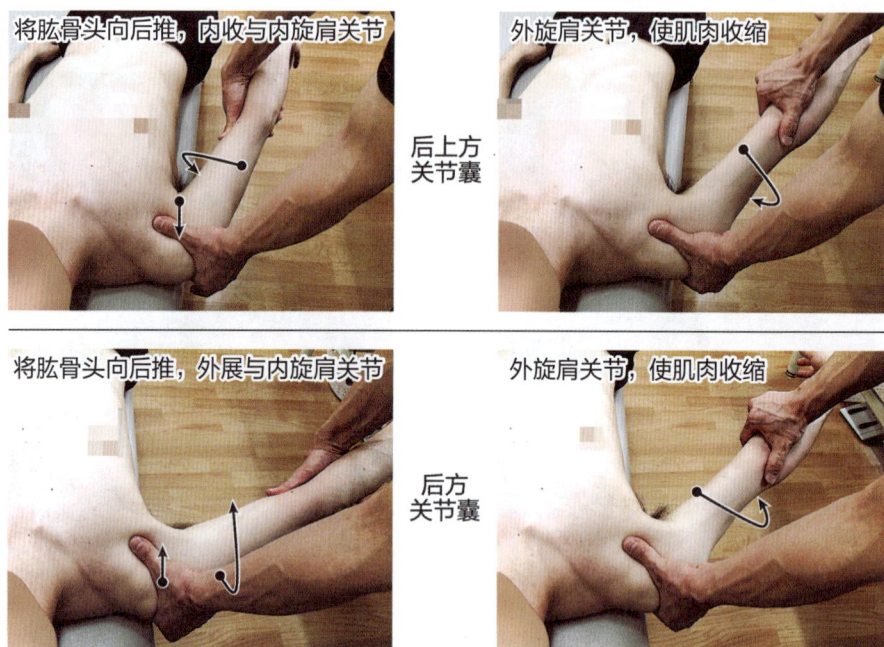

图 6.10　后方关节囊的牵拉操作

后上方关节囊：将肱骨头向后推，抵住关节盂，内收肩关节，由此向内旋方向牵拉。然后外旋肩关节，使肌肉收缩。

后方关节囊：将肱骨头向后推，抵住关节盂，外展肩关节，由此向内旋方向牵拉。然后外旋肩关节，使肌肉收缩。

（4）后下方关节囊

后下方关节囊的伸展性和滑动性的实现利用了小圆肌的功能。用一只手固定上肢；另一只手将肱骨头向后下方推，抵住关节盂。将肩关节置于屈曲与内收位，由此内旋肩关节，会牵拉小圆肌和后下方关节囊。然后外旋肩关节，使肌肉收缩。这一动作（见图 6.11）可有效改善肱骨头向前上方移位。

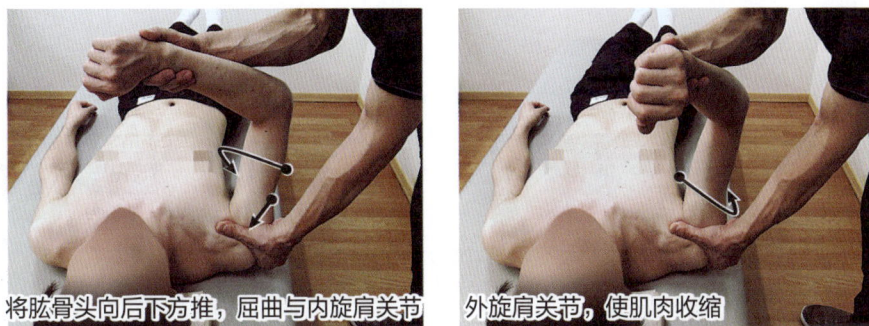

将肱骨头向后下方推，屈曲与内旋肩关节　　　外旋肩关节，使肌肉收缩

图 6.11　后下方关节囊的牵拉操作

将肱骨头向后下方推，抵住关节盂，使肩关节处于屈曲与内收位，由此向内旋方向牵拉。然后外旋肩关节，使肌肉收缩。

6

（5）喙肱韧带

　　喙肱韧带上部可能附着于冈上肌肌腱，下部可能附着于肩胛下肌肌腱。要剥离这些组织，必须牵拉喙肱韧带，同时进行促进愈合与滑动的操作。在实际操作中，就上部的粘连而言，用一只手触诊喙肱韧带的紧张程度，另一只手从肩关节轻度外旋位开始向肩胛骨平面内收肩关节，从而牵拉喙肱韧带。此外，用一只手剥离喙肱韧带上部与冈上肌肌腱之间的粘连。如果粘连在下部，则用一只手触诊喙肱韧带的紧张程度，另一只手从伸展与内收位开始外旋肩关节，以牵拉喙肱韧带。接着，用另一只手剥离喙肱韧带下部和肩胛下肌肌腱之间的粘连。这一动作（见图 6.12）有助于获得将手臂上举超过 90° 所需的外旋 20°。

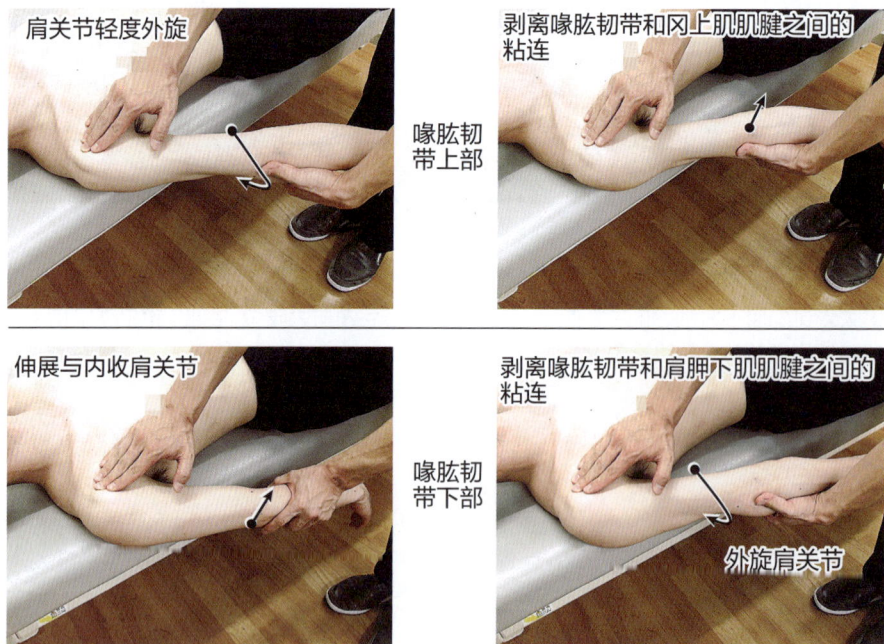

图 6.12　喙肱韧带的牵拉操作

喙肱韧带上部：触诊喙肱韧带上部，从肩关节轻度外旋位向肩胛骨平面内收肩关节，对喙肱韧带施加牵拉刺激，同时剥离喙肱韧带上部与冈上肌肌腱之间的粘连。

喙肱韧带下部：触诊喙肱韧带下部，从伸展与内收位外旋肩关节，对喙肱韧带施加牵拉刺激，同时剥离喙肱韧带下部与肩胛下肌肌腱之间的粘连。

（6）腋窝凹陷

在很多情况下，腋窝凹陷会缩小，但如果在身体的前部和后部分别牵拉，则更容易扩张，下面介绍方法。在前部，用一只手固定上肢；另一只手向下推肱骨头，挤压关节盂，在肩胛骨平面外展肩关节的同时外旋肱骨头。在后部，用一只手固定上肢；另一只手向下推肱骨头，挤压关节盂，在肩胛骨平面外展肩关节的同时内旋肱骨头。这一动作（见图 6.13）可有效增加上举的活动范围。

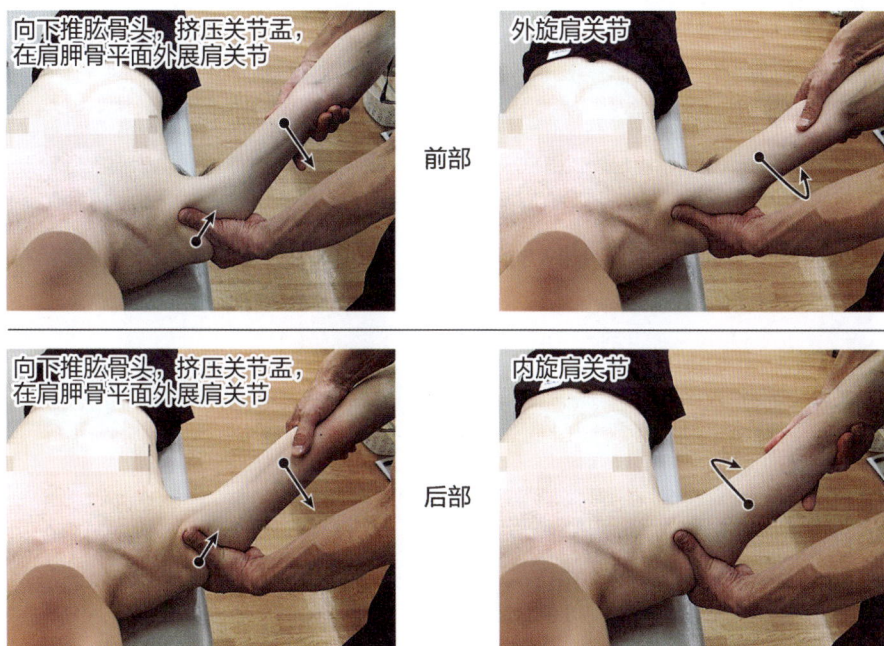

图 6.13　腋窝凹陷的牵拉操作
前部：向下推肱骨头，挤压关节盂的同时外旋肱骨头。
后部：向下推肱骨头，挤压关节盂的同时内旋肱骨头。

7. 家庭锻炼

缓解期的锻炼应以感觉舒适的负荷为限，并应持续进行。练习的关键在于进一步增加肩关节的活动范围，同时充分利用盂肱关节。

此外，了解第二肩关节的结构并指导患者锻炼非常重要。例如，为了避免大结节与喙肩弓发生碰撞，应从肩关节外旋的姿势开始进行外展练习，从屈曲位开始进行水平伸展练习。

参考下面介绍的练习，希望你能单独应用它们。

1) 增加上举动作幅度的练习

起始体位是双肘撑在桌面上。肘部固定，身体向后降低，同时背部伸展。这样做之后，肩关节就会相对抬高，在终末端保持 5 秒，然后回到起始体位（见图 6.14）。当患者熟悉这项练习后，尝试在终末端将肘部抬离桌面，并主动保持上举，这样能起到锻炼肌肉的作用，效果会更好。

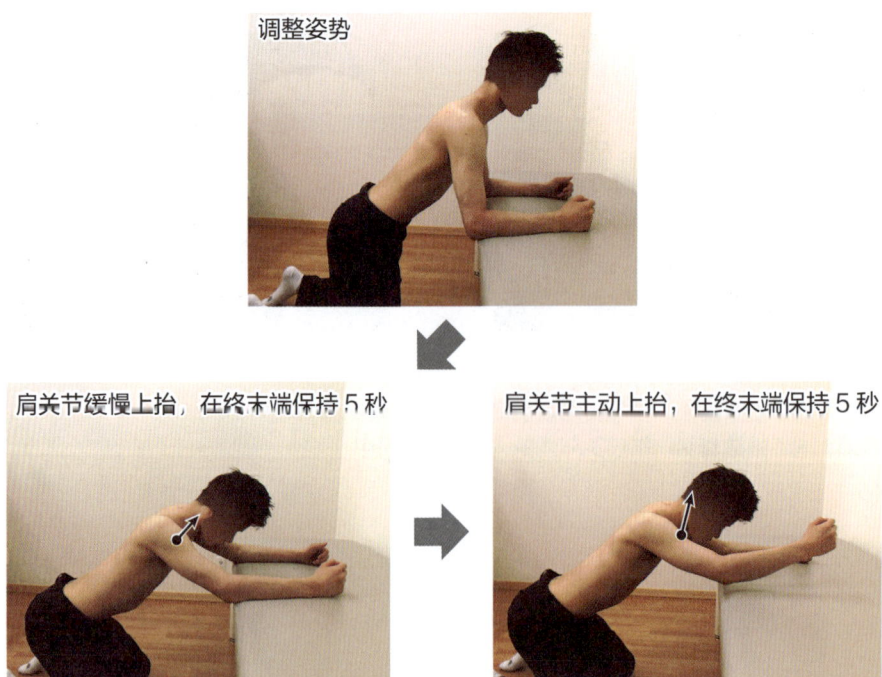

图 6.14 增加上举动作幅度的练习
肘部固定，背部伸展，同时身体向后降低，肩关节相对于肘部抬高。在感觉到可忍受的牵拉痛的终末端保持 5 秒，然后回到起始体位。随着患者逐渐适应这种练习，尝试在终末端将肘部抬离桌面并主动保持上抬，这样可以很好地锻炼肌肉。

2) 增加水平屈曲动作幅度的练习

起始体位是用健侧手抓住患侧的肘部，将肩部抬起 90°。从这里开始，应将肘部靠近健侧的肩部，在终末端保持约 5 秒，然后返回起始体位（见图 6.15）。熟悉这个练习后，从终末端松开肘部并主动努力保持水平屈曲，这样可以很好地锻炼肌肉。

调整姿势

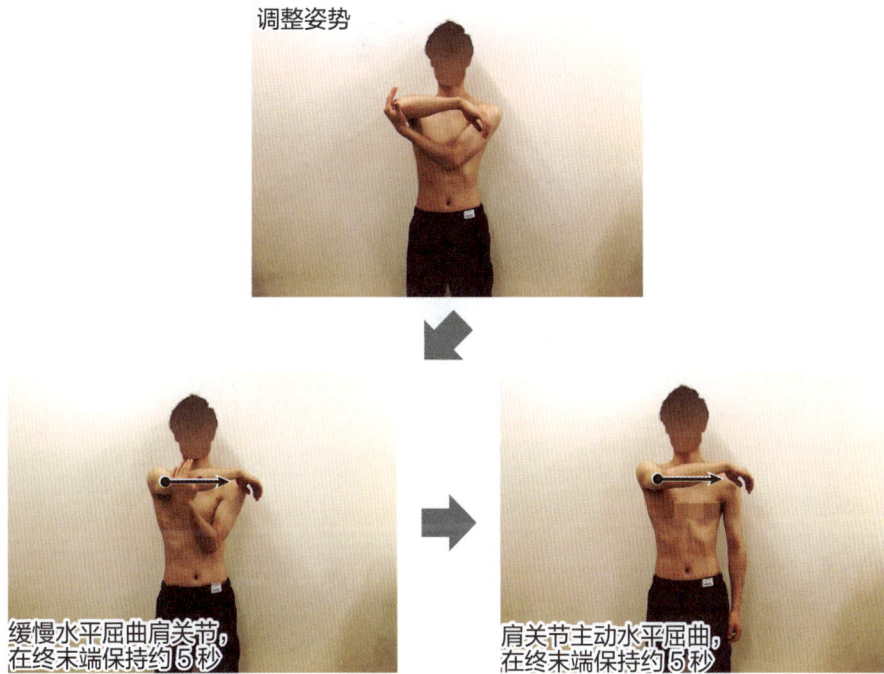

缓慢水平屈曲肩关节，在终末端保持约 5 秒

肩关节主动水平屈曲，在终末端保持约 5 秒

图 6.15 增加水平屈曲动作幅度的练习

起始体位是用健侧手抓住患侧的肘部，将肩部抬起 90°。从这里开始，应将肘部靠近健侧的肩部，在感觉到可忍受的牵拉痛的终末端保持约 5 秒，然后返回起始体位。熟悉这个练习后，从终末端松开肘部并主动努力保持水平屈曲，这样可以很好地锻炼肌肉。

3) 增加束发动作幅度的练习

起始体位是患者跪在桌子旁边，手肘放在桌子边缘。从这里开始下沉身体，同时伸直背部，扩张肩部，在终末端保持约 5 秒，然后回到起始体位（见图 6.16）。熟悉这项练习后，将手肘从终末端抬离桌面，可以更有效地锻炼肌肉。

调整姿势

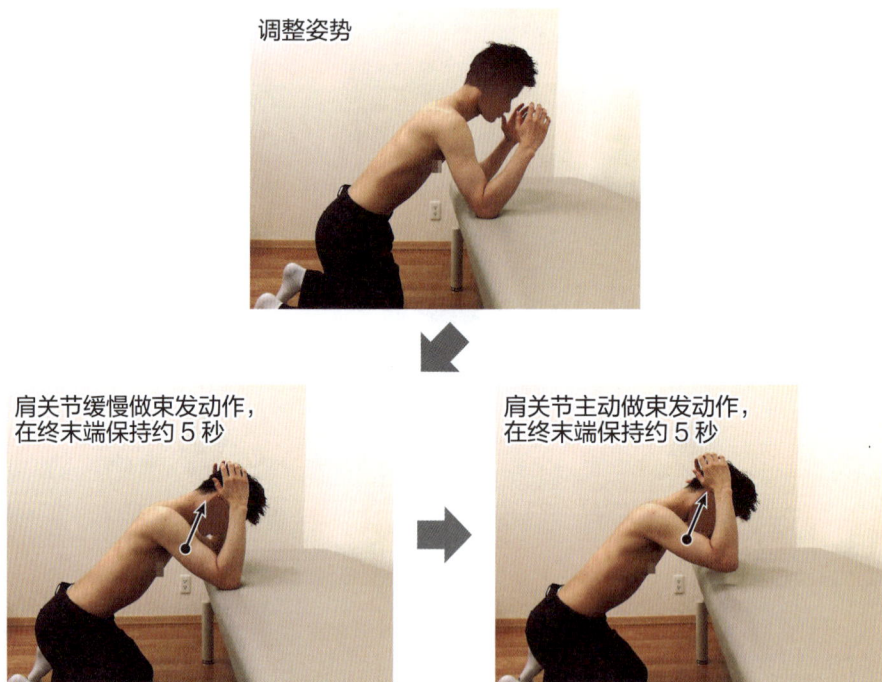

肩关节缓慢做束发动作，在终末端保持约 5 秒

肩关节主动做束发动作，在终末端保持约 5 秒

图 6.16　增加束发动作幅度的练习

起始体位是患者跪在桌子旁边，手肘放在桌子边缘。从这里开始下沉身体，同时伸直背部，扩张肩部。在感觉到可忍受的牵拉痛的终末端保持约 5 秒，然后回到起始体位。熟悉这项练习后，将手肘从终末端抬离桌面，可以更有效地锻炼肌肉。

4) 增加内收动作幅度的练习

起始体位是双手在身体后方握住毛巾。在此基础上，健侧手拉动患侧手拿着的毛巾，在终末端保持约 5 秒，然后回到起始体位（见图 6.17）。当适应这种练习后，从终末端松开毛巾，主动努力保持内收，可以更有效地锻炼肌肉。

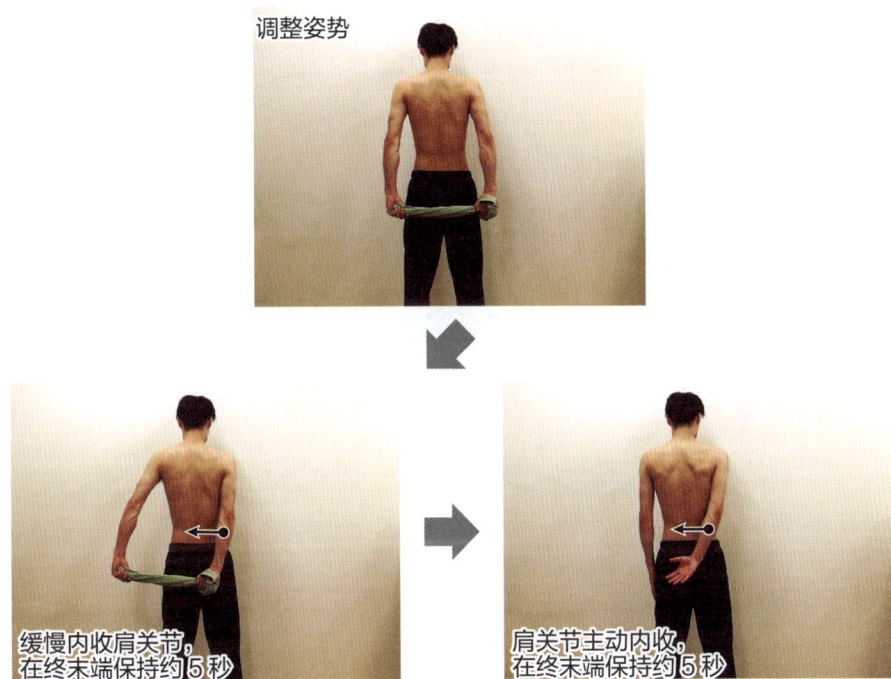

调整姿势

缓慢内收肩关节，
在终末端保持约 5 秒

肩关节主动内收，
在终末端保持约 5 秒

图 6.17　增加内收动作幅度的练习

起始体位是双手在身体后方握住毛巾。在此基础上，健侧手拉动患侧手拿着的毛巾。在感觉到可忍受的牵拉痛的终末端保持约 5 秒，然后回到起始体位。当适应这种练习后，从终末端松开毛巾，主动努力保持内收，可以更有效地锻炼肌肉。

5) 增加打结动作幅度的练习

　　起始体位是将毛巾握在身体背后，就像清洗背部一样（健侧手在上，患侧手在下）。从这里开始，将毛巾向上拉向健侧手，在终末端保持约 5 秒，然后返回起始体位（见图 6.18）。当适应这种练习后，从终末端松开毛巾并主动努力保持打结姿势，可以更有效地锻炼肌肉。

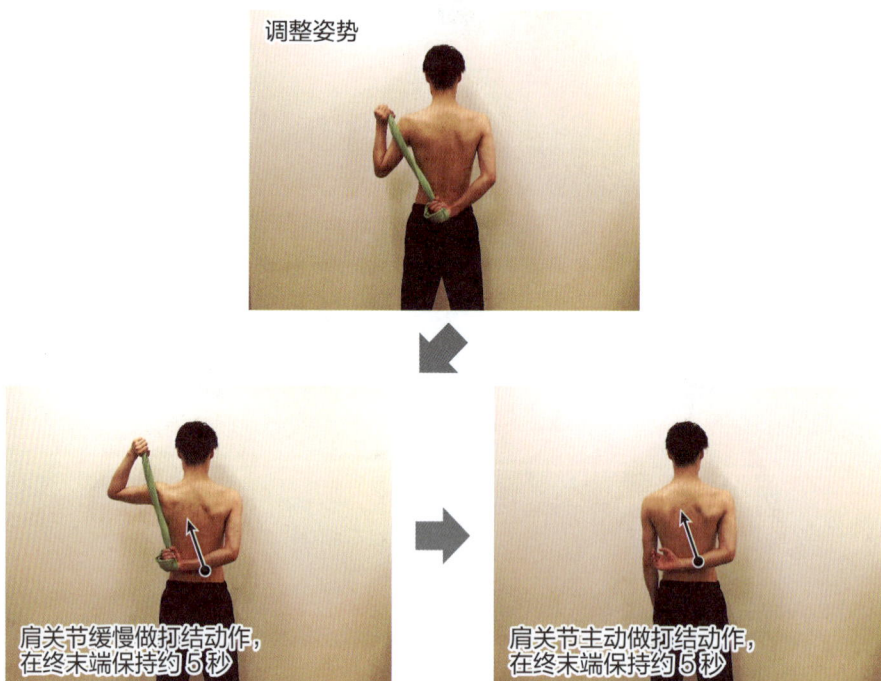

调整姿势

肩关节缓慢做打结动作，在终末端保持约 5 秒

肩关节主动做打结动作，在终末端保持约 5 秒

图 6.18　增加打结动作幅度的练习

起始体位是将毛巾握在身体背后，就像清洗背部一样（健侧手在上，患侧手在下）。从这里开始，将毛巾向上拉向健侧手。在感觉到可忍受的牵拉痛的终末端保持约 5 秒，然后返回起始体位。当适应这种练习后，从终末端松开毛巾并主动努力保持打结姿势，可以更有效地锻炼肌肉。

6) 增加外旋动作幅度的练习

起始体位是站在墙边，手肘弯曲，将手放在墙上。在此基础上，向与手臂相反的方向旋转躯干，并扭转肩关节。在终末端保持约 5 秒，然后返回起始体位（见图 6.19）。熟悉这项练习后，在终末端主动努力保持外旋，可以更有效地锻炼肌肉。

调整姿势

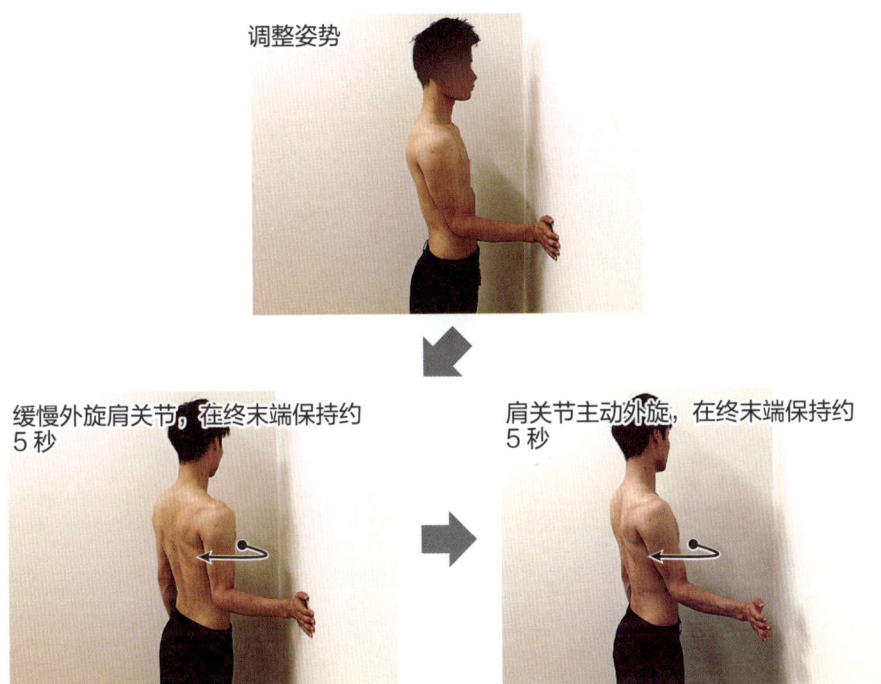

缓慢外旋肩关节，在终末端保持约 5 秒

肩关节主动外旋，在终末端保持约 5 秒

图 6.19　增加外旋动作幅度的练习
起始体位是站在墙边，手肘弯曲，将手放在墙上。在此基础上，向与手臂相反的方向旋转躯干，并扭转肩关节。在感觉到可忍受的牵拉痛的终末端保持约 5 秒，然后返回起始体位。熟悉这项练习后，在终末端主动努力保持外旋，可以更有效地锻炼肌肉。

总结

　　与症状反复的挛缩期不同，缓解期是患者可以感受到运动疗法益处的时期，它并没有明确的界定，与挛缩期也没有明显的界线，因此需要判断过渡的时机。此时的判断依据是主观症状和其他症状的"恢复"，如盂肱关节活动范围的增加、疼痛的改善和牵拉痛的变化。

　　在缓解期应积极采用运动疗法和家庭锻炼，但需要根据对功能解剖学的理解来进行适当的处理。因为准确评估纤维化和粘连组织，并根据该组织进行治疗，会取得更好的效果。

　　如果活动范围没有改善，就必须找出代偿动作并提供适当的锻炼指导。根据功能解剖学进行逻辑解释，并让患者意识到这一点，是治疗师应具备的技能。

缓解期的治疗理念和

运动疗法

参考文献

[1]   皆川洋至 , 他 : 解剖 . 最新整形外科学大系 肩関節・肩甲帯 13.
      高岸憲二・他 (編) 中山書店 . 2006. pp2–14.

[2]   秋田恵一 : 肩の機能解剖 . 実践 反復性肩関節脱臼 . 菅谷啓之
      (編), 金原出版株式会社 . 2010, pp20–28.

[3]   林典雄 : 機能解剖学的触診技術 上肢 第 2 版 , MEDICAL VIEW.
      2011, pp16–44, 108–133, 154–247.

[4]   Minagawa H, et al:Humeral attachment of the supraspinatus and
      infraspinatus tendons:An anatomical study. Arthroscopy 14:302–306,
      1998.

[5]   Mochizuki T, et al:Humeral Insertion of the supraspinatus and
      infraspinatus;new anatomical findings regarding the footprint of the
      rotator cuff. J Bone Joint Surg AM 90:962–969, 2008.

[6]   望月智之 , 他 : 棘下筋腱の肉眼解剖および組織学的研究 ―
      delamination の発生部位の検討― . 肩関節 32（ 3 ）:497–500, 2008.

[7]   Arai R, et al:Subscapularis tendon tear;an anatomical and clinical
      investigation. Arthroscopy 24:997–1004, 2008.

[8]   吉村英哉 , 他 : 烏口上腕靭帯の肩甲下筋腱付着部に関する解剖
      学的研究 : その意義について . 肩関節 35（ 3 ）:7–7–710, 2011.

[9]   加藤敦夫 , 他 : 棘下筋の形態とその神経支配における解剖学的
      解析 . 肩関節 33:257–259, 2009.

[10] 高瀬勝巳 , 他 : 烏口鎖骨靭帯の解剖学的特徴（ 第 2 報 ）. 肩関
      節 34（ 3 ）:591–594, 201.

[11] Clark JM, et al:Tendons, ligament, and capsule of the rotator cuff;Gross
      and microscopic anatomy. J Bone Joint Surg Am 74:713–725, 1992.

[12] 吉村英哉 , 他 : 小胸筋の停止についての解剖学的研究 . 肩関節
      31:217–219, 2007.

[13] Kato K, et al:Innervation of the levator scapulae, the serratus anterior,
      and the rlomboideus in crab–eating macaques and its morphological
      significance. Anat Anz 157:43–55, 1984.

[14] 林典雄 : 機能解剖学的触診技術 下肢 , MEDICAL VIEW. 2006,
      pp240–242.

[15] Moseley HF:The clavicle:its anatomy and function. Clin Orthop,
      58:17–27, 1968.

[16] Nobuhara K et al:Rotator interval lesion. Clin Orthop 223:44–50,

1987.

[17] 佐志隆士, 他：肩関節の MRI, メジカルビュー. 2011, p148–159.

[18] Vangness CT, et al:The Origin of the long head of the biceps from the scapula and glenoid labrum. J Bone Joint Surg 76–B:951–954, 1994.

[19] 後藤英之, 他：肩甲骨関節窩関節唇および関節包の部位による組織学的および形態学的特徴. 肩関節 29（2）:239–242, 2005.

[20] Habermeyer P, et al:Anterosuperior impingement of the shoulder as a result of pulley lesions:A prospective arthroscopic study. J shoulder Elbow Surg, 13:5–12, 2004.

[21] 望月智之, 他：肩関節鏡手術のための局所解剖. 肩関節鏡視下手術. 米田稔, 文光堂. 2010. pp10–16.

[22] 梶田幸宏, 他:CT 画像を用いたゼロポジション肢位における肩甲上腕関節内外旋可動域計測. 肩関節 35（2）:295–298, 2011.

[23] 西中直也, 他：運動連鎖からみた肩関節バイオメカニクス. 臨床スポーツ医学 29（1）:19–22, 2012.

[24] 熊谷匡晃：関節鏡視下肩関節包全周切離術後の運動療法. 整形外科運動療法ナビゲーション 上肢. 林典雄, 他, MEDICAL VIEW. 2008, pp30–33.

[25] Kumar VP , et al:The role of atmospheric pressure in stabilising the shoulder. An experimental study. J Bone Joint Surg Br 67:719–721, 1985.

[26] Itoi E , et al:Intraarticular pressure of the shoulder:Arthroscopy 9:406–413, 1993.

[27] 井樋栄二, 他：動揺肩のバイオメカニクス. MB Orthop 15（5）:11–16, 2002.

[28] 皆川洋至, 他：肩の機能解剖と病態. 肩関節鏡視下手術. 米田稔（編）, 文光堂. 2010, pp2–9.

[29] 山本宣幸, 他：バイオメカニクス. 最新整形外科学大系 肩関節・肩甲帯 13. 高岸憲二・他（編）, 中山書店. 2006. pp15–20.

[30] Cooper D et al:Anatomy, histology, and vascularity of the glenoid labrum. An anatomical study, JBJS, pp46–52, 1992.

[31] Castaing J, et al（井原秀俊ほか, 訳）：図解 関節運動器の機能解剖 上肢・脊柱編, 協同医書出版社. 1986. pp18–21.

[32] Saha AK:Dynamic stability of the glenohumeral joint. Acta Orthop Scand 42:491–505, 1993.

[33] 杉本勝正：上腕二頭筋長頭・上腕三頭筋長頭の機能解剖と障害. MB Med Reha, 73:79–84, 2006.

[34] 杉本勝正 :Superior labrum anterior posteror（SLAP）lesion の鏡視下手術 . 整形外科 57（8）:890-896, 2006.

[35] 信原克哉 : 肩 その機能と臨床 第 3 版 , 医学書院 , 2001.

[36] Itoi E et al:Stabilizing function of the long head of the biceps in the hanging arm position. J Shoulder Elbow Surg 3:135-142, 1994.

[37] Meyer AW:Spontaneous dislocation and destruction of tendon of long head of biceps brachii;fifty-nine instances. Arch Surg 17:493-506, 1928.

[38] 新井隆三 , 他 : 上腕二頭筋長頭腱の安定化機構 - 肩甲下筋腱 , 上関節上腕靭帯 , 烏口上腕靭帯の解剖学的構築 . 別冊整形外科 58:2-6, 2010.

[39] Walch G, et al:Tears of the supraspinatus tendon associated with "hidden" lesions of the rotator interval. J shoulder Elbow Surg 3:353-360, 1994.

[40] Ide J et al:Arthroscopic repair of traumatic combined rotator cuff tears involving the subscapularis tendon. J Bone Joint Surg 89-A:2378-2388, 2007.

[41] Burkhart SS et al:Arthroscopic subscapularis tendon repair:technique and preliminary results, arthroscopy 18:454-463, 2002.

[42] SOHIRER:Kinesiotherapy of the shoulder, john Wright & Sons, Bristol, 1967.

[43] 山本龍二 : 肩周辺機構 . 関節外科 9（11）:75-84, 1990.

[44] Lee TQ, et al:Release of the coracoacromial ligament can lead to glenohumeral laxity:A biomechanical study. J shoulder Elbow Surg, 10:68-72, 2001.

[45] 伊藤陽一 , 他 : 鏡視下肩峰下除圧術と鎖骨遠位端切除術の適応と手術手技のコツ . 肩関節鏡視下手術 . 米田稔（編）. 文光堂 . 2010, pp92-99.

[46] 林典雄 , 他 : 肩関節の機能解剖 . MB Med Reha 73:1-8, 2006. 451-455, 2009.

[47] 西中直也 , 他 :X 線透視画像および三次元コンピュータモデルを用いた生体内動態解析による肩関節外転運動時の上腕骨頭偏位の検討 . 関節外科 28（11）:42-46, 2009.

[48] 建道寿教 , 他 :Open MRI を用いた肩甲骨・肩甲上腕関節の動作解析 - 健常人・腱板断裂例の対比と近接触域の変化について - . 関節外科 28（11）:52-60, 2009.

[49] 乾浩明 , 他 : モーションキャンプチャーシステムを用いた肩関

節の三次元運動解析 . 関節外科 28（11）:10-14, 2009.

[50]　Inui H, et al:External rotation during elevation of the arm. Acta Orthop80（4）.

[51]　壇順司 , 他 : 運動器の機能解剖 肩関節 7. 理学療法 21(8):1012-1016, 2004.

[52]　高濱照 , 他 : 運動器の機能解剖 肩関節 9. 理学療法 21（10）:1224-1228, 2004.

[53]　Cailliet R. 萩島秀男訳 : 軟部組織の痛みと機能障害 第 3 版 . 医歯薬出版株式会社 . 1998, pp1-117.

[54]　沖田実 : 痛みの発生メカニズムー末梢機構 . ペインリハビリテーション . 三和書店 . 2011, pp134-177.

[55]　石井邦雄 , 他 : 脊髄反射 . 人体機能生理学 改訂第 4 版 . 杉春夫（編）, 南江堂 . 2003, pp136-144.

[56]　Johansson H, et al:Pathophysiological mechanisms involved in genesis and spread of muscular tension in occupational muscle pain and chronic musculoskeletal pain syndromes:a hypothesis. Med Hypotheses 35:196-203, 1991.

[57]　林典雄 : 膝関節拘縮に対する運動療法の考え方 ~ 膝関節伸展機構との関連を中心に ~ . The Journal of Clinical Physical Therapy 8:1-6, 2000.

[58]　高橋雅人 : 筋の伸張および伸展性（粘弾性）改善の理学療法 . 筋機能改善の理学療法とそのメカニズムー理学療法の化学的基礎を求めてー . 望月久・他（編）. NAP. 2001, pp68-80.

[59]　藤本大三郎 : コラーゲン物語 . 東京化学同人 . 1999, pp44-55, 73-100.

[60]　須釜聡 : 関節固定が筋肉コラーゲンに及ぼす影響 . PT ジャーナル 29:345-348, 1995.

[61]　藤井克之 , 他 : 骨 , 関節軟骨の老化とコラーゲン . 整形外科 32:416-424, 1981.

[62]　Fujii K:Aging of the collagen in human joint conponent;Changes in the reclucible cross link and solabilities. J Jpn Orthop Assoc 49:145-155, 1975.

[63]　沖田実 , 他 : 筋膜の変化に基づいた関節可動域制限 . 関節可動域制限 - 病態の理解と治療の考え方 . 沖田実（編）, 三輪書店 . 2008, pp89-111.

[64]　Udaka J, et al:Disuse-induced preferential loss of the giant protein titin depresses muscle performance via abnormal sacromeric organization. J

Gen Physiol 131:33–41, 2008.

[65] 林典雄 : 肩関節拘縮の機能学的特性 . 理学療法 21:357–564, 2004.

[66] 伊藤文雄 : 筋感覚研究の展開 . 協同医書出版社 . 2000, pp33–103.

[67] 黒川幸雄 : 疼痛の運動療法 . 疼痛の理学療法 . 鈴木重行・他 (編), 三輪書店 . 1999, pp58–65.

[68] 熊澤孝朗 : 痛みのメカニズム . 新医科学大系 第 7 巻 刺激の受容 と生体運動 . 石井威望・他 (編集) . 中山書店 . 1995, pp153–167.

[69] Mense S, et al:Nociception from skeletal muscle in relation to clinical muscle pain. Pain 54:241–289, 1993.

[70] 吉田徹 , 他 : いわゆる変形性関節症の疼痛について―骨内圧か らの考察― . 整形外科 26 (8) :745–752, 1975.

[71] Mense S, et al:Responses in muscle afferent fibers of slow conduction velocity to contractions and ischaemia in the cat. J Physiol 342:383–397, 1983.

[72] 林典雄・他 : 等尺性収縮を用いた肩関節 ROM 訓練 . 理学療法 学 17 (5) :485–489, 1990.

[73] 林典雄 : 肩関節拘縮の機能解剖学的特性 . 理学療法 21(2):357–364, 2004.

[74] 林典雄 , 他 : 肩関節の機能解剖 . MB Mcd Rcha 73:1–8, 2006.

[75] 林典雄 : 機能解剖学的触診技術 上肢 第 2 版 , MEDICAL VIEW. 2011, pp16–44, 108–133, 154–247.

[76] Sharkey NA, et al:The rotator cuff opposes superior translation of the humeral head. Am J sports Med 23:270–275, 1995.

[77] Halder AM, et al:Dynamic contributions to superior shoulder stability. J Orthop Res 19:206–212, 2001.

[78] Mochizuki T, et al:Humeral Insertion of the supraspinatus and infraspinatus;new anatomical findings regarding the footprint of the rotator cuff. J Bone Joint Surg AM 90:962–969, 2008.

[79] 皆川洋至 , 他 : 腱板を構成する筋における筋性部分の構造につ いて . 日整会誌 69 (8) :S1642, 1995.

[80] 井樋英二 , 他 : 棘上筋の力学的特性 . 日整会誌 69 (8) :S1643, 1995.

[81] 望月智之 , 他 : 腱板筋群の構造と停止部の新しい解剖知見 . 別 冊整形外科 58:7–11, 2010.

[82] Mura N, et al:The effect of infraspinatus disruption on gleno–humeral

参考文献

torque and superior migration of the humeral head:a biomechanical study. J shoulder Elbow Surg 12:179–184, 2003.

[83]　望月智之, 他：棘下筋腱の肉眼解剖および組織学的研究 — delamination の発生部位の検討 —. 肩関節 32（3）:497–500, 2008.

[84]　黒岩共一：トリガーポイント鍼療法とマッサージの実際. 臨床家のためのトリガーポイントアプローチ. 医道の日本社. 2000, pp41–148.

[85]　鵜飼建志, 他：投球障害肩の疼痛の解釈と治療. 整形外科リハビリテーション研究会誌 8, 25–28, 2005.

[86]　皆川洋至, 他：腱板を構成する筋の筋内腱 – 筋外腱移行形態について. 肩関節 20:103–110, 1996.

[87]　Keating JF, et al:The relative strengths of the rotator cuff muscles. J Bone Joint Surg 75–B:137–140, 1993.

[88]　Symeonides PP:The significance of the subscapularis muscle in the pathogenesis of recurrent anterior dislocation of the shoulder. J Bone Joint Surg Br54:476–483, 1972.

[89]　Turkel SJ, et al:Stabilizing mechanisms preventing anterior dislocation of the glenohumeral joint. J Bone Joint Surg Am63:1208–1217, 1981.

[90]　山本宣幸, 他：肩の機能解剖. 実践反復性肩関節脱臼. 菅谷啓之（編）, 金原出版株式会社. 2010, pp29–37.

[91]　Arai R, et al:Subscapularis tendon tear;an anatomical and clinical investigation. Arthroscopy 24:997–1004, 2008.

[92]　佐藤達夫, 他：リハビリテーション解剖アトラス 第 1 版, 医歯薬出版株式会社, 2006.

[93]　鵜飼建志, 他：広背筋部痛を訴える野球肩の発生原因に対する一考察. 東海スポーツ傷害研究会会誌 22:38–40, 2004.

[94]　皆川洋至, 他：解剖. 最新整形外科学大系 肩関節・肩甲帯 13. 高岸憲二・他（編）中山書店. 2006. pp2–14.

[95]　Cooper D, et al:Anatomy, histology, and vascularity of the glenoid labrum. An Anatomical Study. J Bone Joint Surg Am 74:46–52, 1992.

[96]　Pagnani MJ, et al:Role of the long head of the biceps brachii in glenohumeral stability:a biomechanical study in cadaver. J shoulder Elbow Surg 5:255–262, 1996.

[97]　Andrews JR, et al:Glenoid labrum tears related to the long head of the biceps. Am J Sports Med 13:337–341, 1985.

[98]　Itoi E, et al:Stabilising function of the biceps in stable and unstable

shoulders. J Bone Joint Surg Br 75:546–550, 1993.

[99]   Itoi E, et al:Dynamic anterior stabilisers of the shoulder with the arm in abduction. J Bone Joint Surg Br 76:834–836, 1994.

[100]   佐志隆士 , 他 : 肩関節の MRI, メジカルビュー . 2011, p200–216.

[101]   林典雄 , 他 : 結帯動作時に生じる肘関節外側及び前腕外側部痛について . 整形外科リハビリテーション研究会誌 7:41–43, 2004.

[102]   杉本勝正 , 投球障害肩のメカニズムと画像診断 . 復帰をめざすスポーツ整形外科 . 宗田大 , メジカルビュー社 . 2011, pp26–31.

[103]   丹羽滋郎 , 他 : 骨・関節疾患と一関節筋 , 二・多関節筋との関わり . メディカルストレッチング . 金原出版株式会社 . 2008, pp23–72.

[104]   Nishi S:Miologio de la Japano. Statistikaraportoprimuskolanomaliojcej apa noj. Ⅲ . Muskoloj de trunko（1）. Med Sci 2:109–121, 1953.

[105]   秋田恵一 : 肩甲帯の解剖から見た肩こり・痛み . 肩のこり・痛みの診かた治しかた . 菅谷啓之（編）, 全日本病院出版社 . 2011, pp6–14.

[106]   RahmanH, et al:An anomalous cleido–occipital muscle. ActaAnat 150:156–158, 1994.

[107]   林典雄 , 他 : 胸郭出口症候群に対する運動療法とその成績について . The Journal of Clinical Physical Therapy 7:6–9, 2004.

[108]   横須賀均 , 他 : 僧帽筋欠如の 1 例 . 岩医大歯科誌 7:88–92, 1982.

[109]   見目智紀 , 他 : 僧帽筋の機能—僧帽筋欠損症 2 例からの考察— . 肩関節 33:571–574, 2009.

[110]   林典雄 : 機能解剖学的触診技術 上肢 第 2 版 , MEDICAL VIEW. 2011, pp108–133, 202–222.

[111]   林典雄 , 他 : 肩関節の機能解剖 . MB Med Reha 73:1–8, 2006.

[112]   山口光圀 , 他 : 肩関節 , Cuff–Y exercise. 整形外科理学療法の理論と技術 . 山嵜勉（編）, メジカルビュー社 . 2001, pp202–251.

[113]   Hamada J, et al:A cadaveric study of serratus anterior muscle and long thoracie nerve. JSES 17:790–794, 2008.

[114]   加藤清忠 , 他 : 肩甲挙筋、菱形筋および前鋸筋の形態学的解析 . 解剖誌 53:229–256, 1978.

[115]   壇順司 , 他 : 運動器の機能解剖 肩関節 7. 理学療法 21(8):1012–1016, 2004.

[116]   WiaterJM, et al:Long thoracic nerve injury. ClinOrthop 368:17–27, 1999.

[117]   信原克哉 : 肩 その機能と臨床 第 3 版 , 医学書院 , 2001.

[118] 和田卓郎, 他：モーション解剖アトラス 上肢・体幹. 青木光広（編）, MEDICALVIEW. 2008, pp2-35.

[119] 浜田純一郎：肩こりの文化的背景および原発性肩こりの診察と治療法. 菅谷啓之（編）, 全日本病因出版社. 2011, pp42-47.

[120] 山崎正博, 他：肩甲挙筋背側迷束, 特にその神経分布様式. 解剖誌 57:97-104, 1982.

[121] 島田幸造：神経麻痺／損傷. 肩の外来. 越智隆弘・他（編）, MEDICALVIEW. 2002, pp169-178.

[122] Ludewig PM, et al:Alterations in shoulder kinematics and associated muscle activity in people with symptoms of shoulder impingement 80:276-291, 2000.

[123] Lukasiewicz AC, et al:Comparison of 3-dimensional scapular position and orientation between subjects with and without shoulderimpingement. J Orthop Sports PhysTher 29:574-583, 1999.

[124] Borstad JD, et al:The effect of long versus short pectoralis minor resting length on scapular kinematics in healthy individuals. J Orthop Sports PhysTher 35:227-238, 2005.

[125] 細居雅敏：胸郭出口症候群牽引型に対する運動療法. 整形外科運動療法ナビゲーション 上肢. 林典雄, 他, MEDICAL VIEW. 2008, pp26-29.

[126] 北村齢男, 他：胸郭出口症候群. MB Orthop 23（3）:15-22, 2010.

[127] Finley MA, et al:Effect of sitting posture on 3-dimensional scapular kinematics measured by skin-mounted electromagnetic tracking sensors. Arch Phys Med Rehabil 84:563-568, 2003.

[128] Ide J, et al:Compression and stretching of brachial plexus in thoracicoutlet syndrome:correlation between neuroradiographic findings and signs and symptoms produced by provocation manoeuvres. J Hand Surg 28-B:218-223, 2003.

[129] 玉井和哉：病態・診断. 関節外科 30:14-19, 2011.

[130] 林典雄, 他：夜間痛を合併する肩関節周囲炎の可動域制限の特徴と X 線学的検討. The Journal of Clinical Physical Therapy 7:1-5, 2005.

[131] 小西池泰三, 他：肩峰下滑液包の圧測定—夜間痛との関連—. 日整会誌 73:S461, 2000.

[132] 森俊仁：上肢機能障害とリハビリテーション（肩・肘）. MB Med Reha 6:24-29, 2001.

[133] 宇高千恵：五十肩の ADL と QOL. 臨床リハ 18:695-702, 2009.